薬剤師・管理栄養士のための

今日からはじめる
薬局栄養指導

日経メディカル開発 編

CONTENTS 目次

総論＆ケーススタディー

「薬局薬剤師が担うべき 薬と栄養・食事のマネジメント」 ——— 8
　　細谷　治　城西大学薬学部薬学科 准教授
　　杉林　堅次　城西国際大学 学長

「薬局で薬剤師と連携し始めた管理栄養士」 ——— 14
　　堀　由美子　城西大学薬学部医療栄養学科 准教授

「薬局での管理栄養士の活用 現状と今後の課題」 ——— 20
　　坂巻　弘之　東京理科大学経営学部 教授

ケース1　クオールの取り組み ——— 26
「クオール薬局における食事指導の実際」
　　恩地　ゆかり [薬剤師]　クオール株式会社 取締役
　　植野　矩行 [管理栄養士]　クオール株式会社
　　竹内　弘之 [管理栄養士]　クオール株式会社

ケース2　フォーラルの取り組み ——— 32
「フォーラルでの薬剤師と管理栄養士の協働」
　　雨宮　淑子 [薬剤師]　株式会社フォーラル 教育担当シニアマネジャー
　　小口　淳美 [管理栄養士]　株式会社フォーラル 栄養関連活動推進担当マネジャー

ケース3　総合メディカルの取り組み ——— 38
「糖尿病性腎症に対する薬局栄養指導」
　　下新原　統志 [薬剤師]　総合メディカル株式会社 薬局事業本部 薬局企画部 部長
　　平田　景祐 [薬剤師]　総合メディカル株式会社 そうごう薬局 対馬中央店

疾患ごとの栄養・食事指導

高血圧 — 44
雨宮 淑子 [薬剤師] 株式会社フォーラル 教育担当シニアマネジャー
小口 淳美 [管理栄養士] 株式会社フォーラル 栄養関連活動推進担当マネジャー

骨粗鬆症 — 52
福井 章人 [薬剤師] 総合メディカル株式会社 そうごう薬局 対馬中央店
牛尾 裕美 [管理栄養士] 総合メディカル株式会社 薬局事業本部 薬局企画部 チーフ

肥満症 — 60
錦 雅宏 [薬剤師] 総合メディカル株式会社 そうごう薬局 いづはら東里店 薬局長
田代 陽子 [管理栄養士] 総合メディカル株式会社 薬局事業本部 薬局企画部 チーフ

脂質異常症 — 68
青木 傳 [薬剤師] 総合メディカル株式会社 そうごう薬局 対馬広域センター店 薬局長
田代 陽子 [管理栄養士] 総合メディカル株式会社 薬局事業本部 薬局企画部 チーフ

糖尿病 — 76
佐藤 美弥子 [薬剤師] クオール株式会社 クオールアカデミー・教育研修部 課長
竹永 由紀子 [薬剤師] クオール株式会社 クオールアカデミー・教育研修部 主任
植野 矩行 [管理栄養士] クオール株式会社
宮代 由佳 [管理栄養士] クオール株式会社

慢性腎臓病（CKD） — 86
雨宮 淑子 [薬剤師] 株式会社フォーラル 教育担当シニアマネジャー
小口 淳美 [管理栄養士] 株式会社フォーラル 栄養関連活動推進担当マネジャー

高尿酸血症 — 94
竹永 由紀子 [薬剤師] クオール株式会社 クオールアカデミー・教育研修部 主任
宮代 由佳 [管理栄養士] クオール株式会社

COPD — 100
沖山 英恵 [薬剤師] クオール株式会社 クオールアカデミー・教育研修部 統括主任
植野 矩行 [管理栄養士] クオール株式会社
宮代 由佳 [管理栄養士] クオール株式会社

著者の所属・職位はすべて2017年6月30日現在

CONTENTS

貧血 ———————————————————————————— 108
渡部　真吾　[薬剤師]　総合メディカル株式会社　そうごう薬局　対馬中央店
牛尾　裕美　[管理栄養士]　総合メディカル株式会社　薬局事業本部　薬局企画部　チーフ

肝炎・肝硬変 ———————————————————————— 114
雨宮　淑子　[薬剤師]　株式会社フォーラル　教育担当シニアマネジャー
岩崎　麻里　[管理栄養士]　株式会社フォーラル　栄養関連活動推進担当マネジャー

炎症性腸疾患（IBD） ———————————————————— 120
沖山　英恵　[薬剤師]　クオール株式会社　クオールアカデミー・教育研修部　統括主任
植野　矩行　[管理栄養士]　クオール株式会社
宮代　由佳　[管理栄養士]　クオール株式会社

風邪症候群 ————————————————————————— 126
牧田　和也　[薬剤師]　総合メディカル株式会社　そうごう薬局　豊玉店　薬局長
牛尾　裕美　[管理栄養士]　総合メディカル株式会社　薬局事業本部　薬局企画部　チーフ

食物アレルギー ——————————————————————— 130
佐藤　舞　[薬剤師]　株式会社フォーラル　ブロック長・シニアマネジャー
孰賀　佳冬　[管理栄養士]　株式会社フォーラル　栄養関連活動推進担当マネジャー

嚥下障害 —————————————————————————— 134
山崎　映理香　[薬剤師]　株式会社フォーラル　ブロック長・シニアマネジャー
石井　光子　[管理栄養士]　株式会社フォーラル　栄養関連活動推進担当マネジャー

低栄養 ——————————————————————————— 138
沖山　英恵　[薬剤師]　クオール株式会社　クオールアカデミー・教育研修部　統括主任
植野　矩行　[管理栄養士]　クオール株式会社
宮代　由佳　[管理栄養士]　クオール株式会社

コラム1　「外食メニュー＆市販食品のエネルギー・栄養素」 ——————— 84

コラム2　「アセスメントでの基本的な確認項目」 ———————————— 144

疾患・症状対応おすすめレシピ33

「調理者の負担も考慮して栄養・食事療法の指導を」 ——— 146

【レシピ監修】 加藤 勇太　城西大学薬学部医療栄養学科　助教

● 減 塩
- スクランブルエッグとレタスのレモンサラダ …… 147
- サケの塩麹漬け焼き …… 148
- ヨーグルト入りみそ汁 …… 149
- ダイコンと湯葉のみそ汁 …… 149
- トマトピラフ …… 150
- レンコンのマスタードあえ …… 151
- 豆腐のおろしあんかけ …… 151

● カルシウム豊富
- がんもどきの中華あんかけ …… 152
- 牛乳炊き込みご飯 …… 153
- カボチャのミルクそぼろ煮 …… 154
- コマツナと油揚げのチャーハン …… 155
- 切り干しダイコンのキムチあえ …… 156
- カボチャとコマツナのミルクスープ …… 156
- カルシウムたっぷりパンケーキ …… 157

● 炭水化物・脂質コントロール
- カボチャと鶏ひき肉のトマトカレー …… 158
- かんぴょうとシイタケの親子丼 …… 159
- ポークビーンズ …… 160
- ノンフライ鶏のから揚げ …… 161
- シラタキDEナポリタン …… 162
- ハクサイのミルク煮 …… 163
- サケとキノコのホイル蒸し …… 164
- 鶏だんごキムチ鍋 …… 164
- 豆腐花風ゼリー …… 165
- もちもち♪おから饅頭 …… 165

● 低たんぱく質
- こんにゃくの豚ロール串カツ …… 166
- ポテトグラタン …… 167
- 春雨のゴマ酢あえ …… 167

● 風邪・食欲不振・エネルギー積極摂取
- 卵と豆腐のお手軽スープ …… 168
- 茶わん蒸しのおうどん …… 169
- パンがゆ …… 170
- チーズリゾット風おかゆ …… 171
- 坦々麺風豆乳そうめん …… 171

● 鉄欠乏性貧血
- アサリの豆乳パスタ …… 172

レシピ作成、調理

■ 総合メディカル株式会社
田代　陽子（管理栄養士）
牛尾　裕美（管理栄養士）

■ クオール株式会社
内堀　治美（管理栄養士）
植野　矩行（管理栄養士）
竹内　弘之（管理栄養士）
佐野　英理子（管理栄養士）
井上　和美（管理栄養士）

■ 株式会社フォーラル
安部　香織（管理栄養士）
稲垣　由利子（管理栄養士）
小口　淳美（管理栄養士）
敦賀　佳冬（管理栄養士）
橋本　真奈（管理栄養士）
東　由香（管理栄養士）

著者の所属・職位はすべて2017年6月30日現在

本書の構成、使い方について

1

本書は「総論＆ケーススタディー」「疾患ごとの栄養・食事指導」「レシピ」の3部構成です。「総論＆ケーススタディー」では薬局での栄養・食事指導の現状について識者の解説、薬局グループの先進的な指導の取り組みなどを紹介しています。

2

「疾患ごとの栄養・食事指導」では、代表的な15疾患・症状に対する栄養・食事指導の要点・ノウハウを、実際に栄養・食事指導に取り組む薬局薬剤師・管理栄養士が解説しています。15項目それぞれの最後のページには、患者・相談者への指導を模した「栄養・食事指導例」を付けました。

3

クオール、フォーラル、総合メディカルの3社の管理栄養士が開発した、疾患・症状対応おすすめレシピ33を掲載しています。薬局での栄養・食事指導の際、患者・相談者への食事提案に役立ててください。

総論&
ケーススタディー

総論

「薬局薬剤師が担うべき 薬と栄養・食事のマネジメント」
細谷　治　　城西大学薬学部薬学科 准教授
杉林　堅次　城西国際大学 学長

「薬局で薬剤師と連携し始めた管理栄養士」
堀　由美子　城西大学薬学部医療栄養学科 准教授

「薬局での管理栄養士の活用　現状と今後の課題」
坂巻　弘之　東京理科大学経営学部 教授

ケーススタディー

・クオールの取り組み
「クオール薬局における食事指導の実際」

・フォーラルの取り組み
「フォーラルでの薬剤師と 管理栄養士の協働」

・総合メディカルの取り組み
「糖尿病性腎症に対する薬局栄養指導」

薬局薬剤師が担うべき薬と栄養・食事のマネジメント

細谷 治 城西大学薬学部 薬学科 准教授　**杉林 堅次** 城西国際大学 学長

Summary

- 食事の偏りは重大な健康問題につながる。患者の生活面を含めて、薬物療法、栄養療法をトータルにマネジメントできるのは薬局薬剤師である
- 薬と食品の相互作用の指導は、患者が普段食べている食事を基に、具体的な対処法を伝えることが大切。そのために薬剤師は栄養・食事、調理の知識も学ぶべき
- 様々な疾患につながるフレイル（虚弱状態）の防止、在宅緩和ケアでの患者のQOL向上にも、薬局薬剤師による栄養指導が有効である

歴史が物語る栄養・食事療法の大切さ

食事の偏りが病気を招くことは、これまでの歴史が物語っている。よく知られた話であるが、主食が白米に変わったことで多くの日本人が脚気に罹り、江戸から昭和初期にかけて多数の命が失われた。しかし米糠に含まれるビタミンB_1の欠乏が原因であることが突き止められ、食事の改善によって脚気を克服することができた。食事療法の可能性を大きく世に示した出来事である。

世界で初めてビタミン（発見当時はオリザニンと命名）を発見したのは日本人研究者の鈴木梅太郎である。この発見の後、ビタミンは次々に発見され、その機能も解明されてきた。

ビタミンA欠乏による夜盲症やビタミンC欠乏による壊血症などは一般にもよく知られている。ビタミンは体内で作ることができないため、食事などから摂取する必要があるが、言い換えれば、栄養バランスの良い食事ができていればビタミン欠乏による健康問題は起こらないということだ。

ほかにも栄養素欠乏、栄養失調、栄養過多など、食事の偏りが原因となる疾患は非常に多い。例えば、鉄欠乏による貧血、電解質異常による意識障害や痙攣、動物性脂肪やコレステロールの過剰摂取による脂質異常症、栄養過多による糖尿病などがその代表例である。

特に脂質異常症は栄養管理をせず長期にわたって放置すれば、容易に動脈硬化を発症する。将来的には心筋梗塞や脳梗塞を引き起こし、命を奪いかねない。その反面、栄養療法と薬物療法を適正に行えば、これらの疾患による死亡率を低下させることが可能である。

生活習慣病の多くは栄養と密接に関係している。治療効果を上げるためのポイントは、薬物療法、栄養療法、運動療法をうまく組み合わせて、患者が実施できるようにすることだ。そのためには

生活面も含めたトータルなマネジメントができる専門職が必要であり、臨床の知識や技能、生活者との距離感の近さなどを考えあわせると、薬剤師がその役割に最もふさわしいといえる。

かかりつけ薬剤師が健康食品摂取も把握

2016年4月、様々な議論が渦巻く中、「かかりつけ薬剤師」制度がスタートした。この調剤報酬には細かな算定要件が定められている。

特に担当患者に対して行う服薬指導等と規定されている中には「患者が受診している全ての保険医療機関の情報を把握し、服用している処方薬をはじめ、要指導医薬品及び一般用医薬品（以下「要指導医薬品等」という。）並びに健康食品等について全て把握するとともに、その内容を薬剤服用歴に記載すること。」とある。

この文章を薬剤師がどのように解釈し、実効性のある行動に移すことができるかによって、今後、薬剤師が本当に国民から信頼され、真の医療人になれるのかが決まると言っても過言ではない。ことさら単に売り上げのためだけに根拠に欠ける商品を勧めることは、厳に慎むべきである。

ちなみに城西大学では、薬学部内に管理栄養士を養成する医療栄養学科を持つ特徴を生かし、カリキュラムの相互乗り入れなどを通じて、「栄養にも強い薬剤師」「管理栄養士との協働にたけた薬剤師」の養成に努めている[1]。

薬物と食品の相互作用

薬と食品の有害な相互作用を避けるための患者指導は、薬剤師の重要な仕事である。指導に当たっては、添付文書の情報を参考にするだけでは十分とはいえず注意が必要である。

通常、薬の相互作用は薬物の吸収、分布、代謝、排泄が変動する「薬物動態学的相互作用」と効果

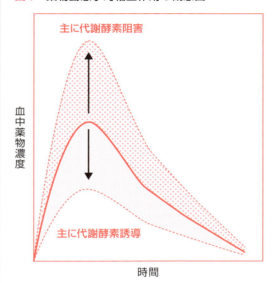

図1　薬物動態学的相互作用の概念図

出典：論文情報などを基に筆者が作成

や副作用が変動する「薬力学的相互作用」に大別される。薬物動態学的相互作用は、代謝過程におけるチトクロームP450に関連するものが最も多く、併用する食品による代謝酵素の量的あるいは質的な変化が大きく影響する（**図1**）。

薬力学的相互作用については、例えば同一の受容体に作用するアゴニストと併用した場合、その作用は協力的に働き薬効が増強するが、同じ受容体の拮抗薬を併用すると作用部位で競合的に拮抗し薬効は減弱する。すなわち、作用部位における受容体への結合性や感受性の変動が、医薬品の作用の変化を引き起こすことになる。

一方、複数の成分を含む食品の場合、作用している成分やメカニズムに関する情報が十分でなく、相互作用の予測が困難なことが多い。また、薬物および食品成分の体内挙動は、患者の臓器機能の変化やストレスの影響などを受け、恒常的に保たれているわけではないため、常に最新の患者の身体情報や生活状況について、きめ細かく情報を収集・把握し、薬の専門家である薬剤師として薬物療法へ

の影響を考える必要がある。

患者に応じ、調理法まで考えて指導

薬と食品の相互作用が添付文書に記載された医薬品は数多くある。例えばワルファリンカリウムとビタミンK、ニューキノロン系抗菌薬とカルシウムなどの電解質について、相互作用が問題になることが添付文書に記載されている。

また、分子標的薬物のエルロチニブやソラフェニブなどは高脂肪食によりAUCや血中濃度が増減することが明らかとなっており、特にエルロチニブは食後服用による副作用の出現を避けるため、空腹時服用が推奨されている[2, 3]。

しかし普段患者がとっている食事をどのような基準に基づいて「高脂肪食」と判断するのか、食材や調理法の違いで最終的に食事に含まれる脂肪の量はどの程度変わるのかなどの情報は、添付文書には書かれていない。

患者が本当に求めている情報は、普段食べている食品と薬についての、具体的な対処法である。

「この薬とこの食材を一緒に摂取すると、薬の作用が少し強くなることがあるので注意が必要です」と伝えるだけでは十分ではない。「この食材はただ炒めるだけでなく、一度ゆでてから炒めてください。そうすればこの薬との食べ合わせをそれほど気にしなくても大丈夫です」といった具合に提案できることが望ましい。

従って薬と食品の相互作用について指導を担う薬剤師には、栄養・食事や調理方法についても積極的に学び、患者の身体や生活状況の最新情報をきめ細かく収集・把握することが求められるのである。薬の専門家として、毎日の食事が患者の薬物療法にどう影響するかを、常に考える姿勢が大切である。

エビデンス構築のため研究参加も

サプリメントや健康食品については特に、医薬品との相互作用の問題が顕著となりがちである。昨今の健康ブームでサプリメントや健康食品を摂取している人は非常に多いが、その有効成分や作用

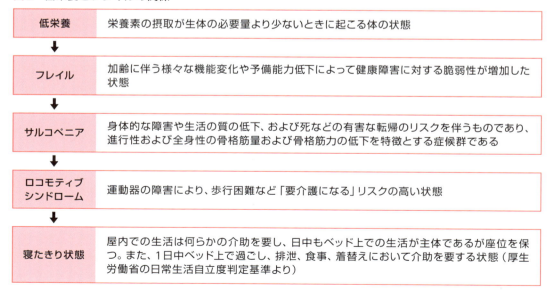

図2 低栄養とフレイルの関係

低栄養	栄養素の摂取が生体の必要量より少ないときに起こる体の状態
↓	
フレイル	加齢に伴う様々な機能変化や予備能力低下によって健康障害に対する脆弱性が増加した状態
↓	
サルコペニア	身体的な障害や生活の質の低下、および死などの有害な転帰のリスクを伴うものであり、進行性および全身性の骨格筋量および骨格筋力の低下を特徴とする症候群である
↓	
ロコモティブシンドローム	運動器の障害により、歩行困難など「要介護になる」リスクの高い状態
↓	
寝たきり状態	屋内での生活は何らかの介助を要し、日中もベッド上での生活が主体であるが座位を保つ。また、1日中ベッド上で過ごし、排泄、食事、着替えにおいて介助を要する状態（厚生労働省の日常生活自立度判定基準より）

出典：論文情報などを基に筆者が作成

機序について解明しきれていないものが多数ある。

ようやく最近、食品と医薬品の相互作用について、多くの研究がなされてきたが、まだまだ情報が十分に得られたとは言い難い。どの食材をどのくらいの量、どのような形態で摂取した場合に薬効にどんな影響が出るのか、しっかりとデータを得ていくことは今後の課題である。薬剤師には、大学や研究機関と連携して、エビデンスを構築する研究活動に関わることも期待される。

予防医療と薬剤師の役割

国民の健康維持・向上には、まずは病気にならない、あるいは病気を悪化させないことが重要である。国民の健康マネジメントが薬剤師の任務であることは、薬剤師法第一条「薬剤師は、調剤、医薬品の供給その他薬事衛生をつかさどることによつて、公衆衛生の向上及び増進に寄与し、もつて国民の健康な生活を確保するものとする。」に照らし合わせても明らかである。

高齢者の疾病予防の観点から、近年、注目されているのは心身の活力が低下した状態「フレイル」である。厚生労働省研究班の報告書では「加齢とともに心身の活力（運動機能や認知機能等）が低下し、複数の慢性疾患の併存などの影響もあり、生活機能が障害され、心身の脆弱性が出現した状態であるが、一方で適切な介入・支援により、生活機能の維持向上が可能な状態像」とされている[4]。フレイルを放置すると、サルコペニア、ロコモティブシンドロームを経て、最後は寝たきり状態に至るリスクが高まる（図2）。

フレイルの主要な要因の1つは、低栄養状態である。また、肥満や痩せの指標であるBMIと死亡率は深く関係しており、BMIが23未満になると25～27のグループに比べて死亡のリスクが有意

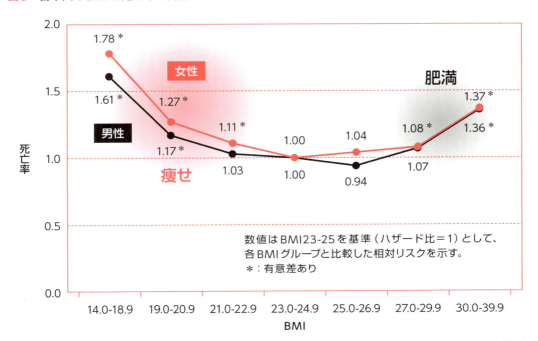

図3　日本人のBMIと死亡率の関係

出典：国立がん研究センターのホームページを基に作成

に上昇することがわかっている（**図3**）[5]。薬局薬剤師は、地域の高齢者が低栄養に陥らないよう、服薬指導のみならず、栄養・食事指導にも力を入れなければならない。

「1日に必要な栄養と食品は何か」「それはどのように調理すれば毎日飽きずに食べられるのか」「咀嚼力や嚥下力などの食べる力が低下してきた方が誤嚥しにくくするにはどんな食事形態がよいか」「食欲がないときにはどのような栄養補助食品が適しているのか」などについて、目の前にいる方の生活スタイルに合わせて指導する必要がある。

機能性表示食品が予防医療のカギに

予防医療の推進において、消費者庁が規格を定めた新しい食品カテゴリー「機能性表示食品」が、今後、重要な役割を果たす可能性がある。内閣府の規制改革会議が「一般健康食品の機能性表示を可能とする仕組みの整備」を取り上げたのをきっかけに機能性表示食品制度の検討が始まり、2016年4月に第一号商品が登場している。

機能性表示食品は、特定保健用食品（トクホ）とは、国（監督省庁）の関わり方がまったく違う。最大の違いは、国による審査の有無と、健康表示の自由度である。トクホは、企業が自社の食品について国から有効性、安全性の審査を受けて、許可されれば健康機能の表示ができる。一方、機能性表示食品は、食品の健康機能について科学的根拠を国に届け出ることになってはいるが、審査は受けず、国も「許可」はしない。企業自らの責任において健康表示をしている[6]。

トクホのような「許可マーク」は付けられないが、トクホにはない、より自由な健康表示が可能である。例えば、「記憶力を維持する」（関与成分：EPA、DHA）、「睡眠の質を高める」（関与成分：L-テアニン）といった表示の機能性表示食品がすでに販売されている。

この新しい健康機能表示の制度によって、生活者は様々なニーズに応じた食品を選び、予防医療に役立てやすくなった。その反面、表示は国が許可したものではなく、エビデンスの確からしさについては自分で判断することが求められる。ここにまさしく、薬局薬剤師の出番があるのではないだろうか。

地域の生活者に代わって健康表示の根拠となるデータを収集し、十分に批判的吟味をする。そして薬剤師として自信を持って推奨できるもののみを販売し、予防医療に役立ててもらう。収集したデータは、わかりやすい表現にして生活者に提供する。

このような地道な仕事を日常的にできる薬局薬剤師こそが、国民からの信頼を得ることができると筆者は確信している。

在宅緩和ケアと薬剤師

近年、日本人の3人に1人が、がんで亡くなっている。がん患者の病態変化は栄養の摂取状況と非常に関わりが深い。例えば、消化器の臓器摘出により食事量の低下やビタミン・微量元素を含む栄養素の消化吸収障害が起こることがわかっている。**表1**に各栄養素の吸収部位を示す。胃の全摘出による鉄やビタミンB_{12}の吸収障害はよく知られ

表1　各栄養素の吸収部位

吸収部位	栄養素
十二指腸	ビタミンB_1、鉄、銅
空腸	ビタミンA、B_1、B_2、B_6、C、D、E、K、パントテン酸、葉酸、ビオチン、銅、亜鉛、鉄、マグネシウム、ヨウ素
回腸	ビタミンA、B_1、B_2、B_6、B_{12}、D、E、K、パントテン酸、マグネシウム、ヨウ素、胆汁酸
結腸	ビオチン、短鎖脂肪酸

出典：論文情報などを基に筆者が作成

た例である。

また、がん患者によく見られる低Na血症は、生存率と深く関与している。化学療法に伴う悪心や食思不振は頻度も高く、患者のQOLに大きく影響することは言うまでもない。さらにがん患者は、多くのがん種で体重減少が認められ[7]、とりわけ消化器がん患者では体重の減少とQOLの低下はよく相関する[8]。

すなわち、体重減少の防止はがん患者のQOLの維持に深く関与することを意味する。がん医療はその疾患の性質上、根治だけを目指すのは難しく、まさに人生の最後まで住み慣れた地域で暮らすためには、QOLを重視した医療の提供が不可欠である。がん終末期の患者は、代謝・栄養学的に異常な状態が複雑に影響しあい、悪液質に陥っていることが多いため、代謝障害の進行の程度から正確な病期を把握し、それぞれの段階に応じた栄養療法が必要となる。

病期ごとの治療の方向性については、患者や家族の価値観を十分尊重し、栄養療法の目的を明確にすることが重要である。患者や家族は「がんに勝ちたい」「少しでも栄養をつければがんに立ちかえる」と考えがちであるが、時に輸液や過剰な食事は、かえって患者の負担になることがある。特に不可逆的悪液質にあるときは、むしろ輸液などの水分や栄養の摂取量を少なくすることで、患者の身体機能の負荷を軽減できる。

このような場面で薬剤師が薬学的視点から専門性を発揮しなければ、患者は苦しみながら命を落とすことになりかねない。担当薬剤師として、それは避けなければならない。

在宅緩和ケアは、まさに薬剤師の真価が問われる領域である。迷わず全身全霊をかけて患者に関わることができなければ、医療者としての薬剤師の存在意義はない。いつかそのような場面に遭遇することを念頭に、薬剤師は、薬物療法、栄養療法の知識や技能を学び続けなければならない。

おわりに

薬局薬剤師には、風邪、腰痛・肩こりなどから、糖尿病や高血圧、がんなどの生活習慣病に至るまで、様々な疾患に関する幅広い医療知識と技能が要求される。加えて今後は、栄養・食事、運動などについても十分な知識・指導技能を持たなければ、地域ヘルスケアのマネジメントを担うことはできなくなる。

薬物療法や栄養療法などの最新動向をフォローし、かかりつけ患者の生活スタイルを知り、心身の状態を逐次把握し、患者の思いに寄り添うことが大切である。患者の身体、精神状態の安定、QOLの改善のために日々努力し続けることで、真の"かかりつけ薬剤師"になれるはずだ。

参考文献

1) 城西大学薬学部ホームページ、http://www.josai.ac.jp/education/pharmacy/index.html
2) エルロチニブ添付文書、https://www.pmda.go.jp/PmdaSearch/iyakuDetail/ResultDataSetPDF/450045_4291016F1020_1_14
3) ソラフェニブ添付文書、https://www.pmda.go.jp/PmdaSearch/iyakuDetail/ResultDataSetPDF/630004_4291017F1025_1_25
4) 厚生労働科学研究成果データベース、201504009A0001.pdf、https://mhlw-grants.niph.go.jp/niph/search/NIDD00.do?resrchNum=201504009A
5) Shizuka Sasazuki et al: Body Mass Index and Mortality From All Causes and Major Causes in Japanese: Results of a Pooled Analysis of 7 Large-Scale Cohort Studies. J Epidemiol., 21(6), 417-430, 2011.
6) 消費者庁ホームページ、http://www.caa.go.jp/foods/index23.html
7) Dewys WD, et al: Prognostic effect of weight loss prior to chemotherapy in cancer patients. Eastern Cooperative Oncology Group. Am J Med., 69(4):491-497,1980.
8) Andreyev HJ, et al: Why do patients with weight loss have a worse outcome when undergoing chemotherapy for gastrointestinal malignancies?. Eur J Cancer, 34(4):503-509,1998.

薬局で薬剤師と連携し始めた管理栄養士

堀 由美子 　城西大学薬学部医療栄養学科　准教授　管理栄養士

Summary

- 行政の動向に呼応して、管理栄養士を現場に配属する薬局・ドラッグストアが増えている。栄養学科の学生も、薬局・ドラッグストアへの就職に高い意欲を示している。
- アンケートからは、薬剤師（薬局経営者）は、薬局への管理栄養士の配属におおむね肯定的で、協働するうえで必要となる職能の理解も進みつつあることが分かった。
- 地域住民は、管理栄養士がいる薬局があることを知らない割合がまだ高い。認知が進むにしたがい、健康・食生活に対する支援を求める声が膨らむ可能性もある。

　薬局で薬剤師と管理栄養士が協働する場面が多くなってきており、今後も着実に増えることが予想される。本稿では、スムーズな連携、協働の一助になることを願い、薬局薬剤師、薬局経営者の読者に向けて管理栄養士の職能、薬局で働く管理栄養士の現状などを紹介したい。

増える「薬局管理栄養士」

　筆者が学生の頃は、薬局が管理栄養士や栄養士の職場になることなど予想もしなかった。しかし現在、就職先の第一候補として薬局やドラッグストアを挙げる栄養学科の学生は少なくない。

　城西大学は日本で唯一、薬学部に医療栄養を専門とする管理栄養士養成課程（医療栄養学科）を持つ。医療栄養学科の学生は薬理学や薬物療法学などを履修し、学外実習先に薬局を選択することもできる。実際に薬局で働く「薬に強い管理栄養士」を見る機会に恵まれているためか、他大学の栄養学科に比べても、薬局・ドラッグストアへの就職率が高いように思う。

行政の動向に応じて薬局での採用が増加

　管理栄養士を採用する薬局やドラッグストアが増えてきた背景には、近年の行政の動きがあると考えられる。例えば2013年に始まった「健康日本21（第2次）」では「地域住民の健康支援・相談対応が受けられる民間団体の活動拠点数の増加」が目標の一つとして掲げられており[1]、薬局は、栄養・食事を含む健康支援・相談の身近な拠点として大きな期待をされている。

　また厚生労働省は高齢者の低栄養防止、重症化予防への取り組みを強化しており、薬局などを活用し、管理栄養士や薬剤師による相談や指導を推進していくことを打ち出している[2]。

　さらに2016年には、地域住民の主体的な健康維持・増進を支援する目的で、「健康サポート薬局」

制度が始動した。健康サポート薬局の要件としては、一般的な薬局の機能に加えて、多職種連携による疾病予防教室や管理栄養士と連携した栄養相談会の開催が挙げられている[3]。

地域住民にとって最も身近な医療機関である薬局に管理栄養士が加われば、より専門的な栄養・食事指導を担うことができる。薬局薬剤師と薬局管理栄養士の緊密な連携によって、地域住民に理想的な健康サポートが提供できるはずだ。

薬剤師、患者はどうみているか

管理栄養士を新規採用する薬局グループが増えてきたといっても、当然のことながら薬剤師とは比較にならないほど、まだ人数は少ない。

まったく採用していない薬局グループもある。その一方で、薬剤師とほぼ同人数の管理栄養士を毎年採用し、グループ全店舗への配置を進めている薬局グループもある。積極的に採用しているグループは、管理栄養士による栄養相談などを店頭やホームページなどでアピールしたり、レシピや栄養情報を発信している。

現在のところ、薬局・ドラッグストアに管理栄養士を配置する義務はなく、人件費を十分にまかなえるだけの診療報酬の裏付けもない。従って、薬局に配属される管理栄養士や栄養士は、総合職や医療事務職と兼務であることが多い。薬局業務や店舗業務に当たりながら、栄養相談に応じたり、健康教室を開催したり、健康食品やサプリメントなどの相談を受けている。

2009年に登録販売者制度が始まってからは、この資格を取ってスキルアップをしたり、活動の幅を広げようとする薬局・ドラッグストアの管理栄養士も出てきた。しかし資格取得により、職能を十分に生かしたり、自ら納得のいく活動ができている管理栄養士の例はまだ少ないようだ。

薬剤師の6割以上が「必要」と回答

薬局でタッグを組む薬剤師（薬局経営者）は、管理栄養士をどうみているのか。薬局の店舗責任者に対して実施した調査結果を紹介する。

城西大学周辺（埼玉県川越比企地域）は住民の高齢化率が30％を超えており、包括的な医療支援が望まれる地域である。まず、この地域（4市10町村）の薬局・ドラッグストアの店舗責任者に管理栄養士（栄養士）が配置されているかを尋ねてみた。

回答を寄せてくれた薬局のうち、管理栄養士を専属配置しているのは11店舗で、他店舗と掛け持ち配置をしている10店舗を加えても全体の1割程度と非常に少なかった（アンケートに回答しなかった薬局に管理栄養士（あるいは栄養士）が配置されていないと仮定すると配置率は5％程度に低下する）。近年、都市部の薬局では管理栄養士の配置が進んでいるが、非都市部では遅れている地域が多いのも現実である。

「管理栄養士（栄養士）は必要ですか」との質問に対して、アンケートに回答してくれた全ての薬局のうち「必要」と答えたのは65％だった。理由としては「食事に関する質問をよく受ける」「疾患別に栄養指導が必要な患者がいる」「栄養指導により患者の意識も変わり服薬のコンプライアンスも向上する」など、服薬に関連した栄養・食事指導の有用性を挙げる声のほか、「生活習慣病予備群にも疾患への予防効果が期待できる」「予防からのアプローチの一つとして管理栄養士の高度な専門的知識が必要」など、疾病予防の側面から役割を評価する声も複数あった。

一方、「管理栄養士（栄養士）は必要ない」と回答した薬局は27％で、理由としては「栄養士についてお客様からの問合せがない」、「眼科や皮膚科の患者だから必要ない」といった意見がみられた。

「小さな薬局なので、人件費がかかる栄養士の

配置は難しい」「管理栄養士が医療事務を兼任してくれるなら配置したい」など、必要だとは思うが、経営的な理由で配置できていないとする意見も散見された。

全体的には管理栄養士の役割や薬局への配置に肯定的な意見が多く、管理栄養士の職能に対する理解が深まっていることがうかがえた。

薬局にいることを知っている、は12%

それでは、薬局を利用する地域住民は管理栄養士をどうみているのだろうか。これについても調査結果を紹介したい。

管理栄養士を配置していない埼玉県坂戸市の2カ所の薬局の来局者にアンケートを実施した。有効回答数は366件で、男女比は55：45、半数が60歳以上であった。

まず、「管理栄養士をご存知でしたか」と質問したところ78％が「はい」と答えた。また、「管理栄養士は食事や栄養の支援ができることをご存知でしたか」の質問にも71％が「はい」と答えた。管理栄養士の存在や職能については、比較的高い割合で認知されていることが分かった（**図1**）。

しかし「管理栄養士がいる薬局があることをご存知ですか」の問いに対して、「はい（知っていた）」と回答した人は12％にとどまった。

次に、健康・食生活に関して、管理栄養士に要望する支援の内容を聞いた。10項目を挙げて複数回答可で選んでもらったところ、半数以上が「要望する」と回答したのは、「栄養のバランスが整った食事について知りたい」（58.3％）、「食事と生活習慣病との関係について知りたい」（58.0％）の2項目だった。しかしその他の項目についても、少なくとも4人に1人が支援を要望していた（**表1**）。

管理栄養士を知っていた人、管理栄養士の支援内容を知っていた人、管理栄養士がいる薬局を知っていた人は、これらを知らなかった人に比べて要望する割合が有意に高かった。今後、薬局で働く管理栄養士についての認知の広がりとともに、ニーズの膨らみも期待される。

「薬局に管理栄養士は必要だと思いますか」との質問に対しては、「はい」と答えた人が全体の76％であった。表1の質問項目（管理栄養士へのニーズ）①～⑩のすべてに「いいえ」と答えていたにもかかわらずその約7割の人が、「はい（必要だと思う）」と答えていた点は非常に興味深い。

現状では管理栄養士の支援を活用していない

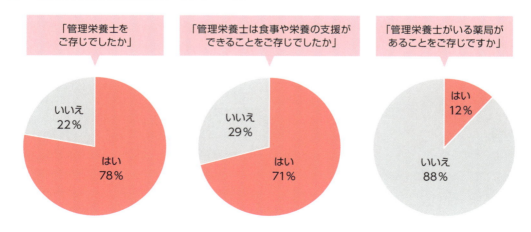

図1 薬局来局者の管理栄養士に対するニーズ

が、薬局に管理栄養士がいてくれるメリットは感じるということだろう。自由記載欄にも、アクセスしやすい薬局に「食のプロ」がいることを歓迎する意見が多かった。また、管理栄養士がいる薬局はどこか、相談窓口や開設日時などをわかるようにしっかり示してほしいとの声もあった。

管理栄養士の職能とは

地域住民のみならず、薬剤師であっても「管理栄養士の職能は何か」「薬局で管理栄養士は何ができるのか」について明確に答えられない人は少なくないのではないか。そこで管理栄養士の職能や、歴史についてここで簡単に紹介したい。

管理栄養士の職能をざっくりと理解するためには、国家試験の問題を見ていただくのが一番よいと思う。食品や栄養素、身体の機能、消化吸収のメカニズムなどを問う基礎的な問題に加え、近年は、患者の検査値から病態を評価し、最も適した栄養ケアは何かを判断する問題や、集団の症状や状況から食中毒の種類を特定し、適切な対応を見極める問題、特定保健指導対象者への栄養教育・栄養ケア・マネジメントの方法を問う応用力問題なども多く出題されている。

これらの諸問題に対応できる能力（知識、技能、態度）を身につけた者に管理栄養士の資格が付与されている。逆説的だが、大学の管理栄養士養成課程ではこのような能力を身につけさせる教育が行われているともいえる。

大学教育は人間栄養学を強化

わが国の管理栄養士（栄養士）は、病院や学校、官公庁、保健所・保健センター、児童・高齢者・障が

表1　薬局の来局者における管理栄養士へのニーズ

質問項目	はい	いいえ
① 普段の食生活について相談したい	40.8	54.8
② 普段の食事内容を評価して欲しい	36.3	57.4
③ 栄養のバランスが整った食事について知りたい	58.3	37.2
④ 食事と生活習慣病との関係について知りたい	58.0	36.6
⑤ 疾患別の食事についてアドバイスを受けたい	48.5	47.3
⑥ 各ライフステージ（乳幼児、妊娠期、高齢者など）の食生活について相談したい	27.7	67.3
⑦ アレルギーと食事について相談したい	27.4	68.2
⑧ 薬と食事・食品の併用についてアドバイスを受けたい	43.5	52.4
⑨ 健康食品・サプリメントについて知りたい	42.3	54.2
⑩ 市販の治療食や介護食について知りたい	25.0	70.2

（％）

い者福祉施設、給食会社や社員食堂など、現在20数種類を超える職場で活躍している[4]。管理栄養士の累計数は約20万人であり、人口10万対の人数は56人と世界で最も多い[5]。わが国が世界トップクラスの健康水準を保てている要因の一つとして、管理栄養士（栄養士）が様々な分野で活動していることが挙げられることも多い。

栄養士は1945年に栄養士規則の制定により誕生し、1947年の栄養士法の公布により国家資格となった。1962年には専門的な知識を持つ上級資格として管理栄養士の資格が創設された。

戦後しばらくは、感染症対策と食料不足や栄養失調、飢餓状態の解消を図ることが活動の中心だったが、高度経済成長期以降は、生活スタイルの変化にともなう過剰栄養、肥満、生活習慣病の予防・治療に食の面から対応するようになった。2002年の栄養士法の改正により管理栄養士の業務が明確にされ、専門知識や技能の一層の高度化が図られている[6]。

現在では、疾病予防・治療対策はもちろん、若年層に見られる食生活の乱れや若年女性の栄養不足、高齢者への介護予防・虚弱支援、さらには災害時の健康危機管理など多領域にわたってますます複雑困難な課題に取り組んでいる。

管理栄養士（栄養士）の役割の変化、活動内容の多様化、高度化に対応して、大学の養成課程のカリキュラムも整備・検討が続けられている[7]。

近年は特に人間栄養学をベースに専門分野の充実が図られている。中でも臨床栄養については、傷病者の病態や栄養状態に基づいて適切な栄養ケアを行う能力を重視している。ライフステージ別、各種疾患別に身体状況や栄養状態を評価すること、栄養・食事療法、栄養状態の評価、栄養管理方法、食品と医薬品の相互作用に至るまで広範囲に学ぶ。

座学で学んだ知識・技術を実践に結びつける狙いで、3〜4年次には、管理栄養士が専従する施設で合計4単位（180時間）の「臨地実習」を行っている。実習施設としては病院、福祉施設、学校・保育所、保健所・市町村保健センター、各種給食施設などである。

養成課程を修得した管理栄養士は、種々の基礎・専門分野にわたる学習と関連する実験実習を通して、広範囲な健康支援ができる基盤を身につけている。

薬局管理栄養士研究会

薬局での管理栄養士や栄養士の活用については、1991年から栄養士を店舗に配置し、栄養相談や食品の相談・販売を行っていた薬局があり、こちらがパイオニア的存在と推察される。しかし行政の動向に呼応して本格化してきたのは、前述のように最近のことだ。

薬局やドラッグストアに勤務する管理栄養士が年に一度集まり、情報交換、相互連携などを目的として、「薬局管理栄養士研究会」を開催している。城西大学薬学部医療栄養学科の後援で2006年に発足し12年目を迎えたところだ。

2006年の第1回目の研究会（東京）には薬局・ドラッグストアだけでなく、食品会社や病院、大学など24団体から約60人の管理栄養士が参加した。関東圏を中心に青森県や福岡県からの参加もあった。年々、研究会の規模は拡大しており、2016年の第11回研究会には、全国の50団体から120人（当初の定員は100人）の参加者を集めた。

同研究会では、薬剤師や薬局経営者、大学教員などによる教育講演のほか、薬局管理栄養士の事業報告（発表）、グループディスカッションなどが実施されている。

過去の研究会の要旨集をひもとくと、報告の中には「薬剤師との連携が課題」や「認知度が低

い」、「専門が生かせない」といった言葉が多数見受けられる。薬局の管理栄養士としての使命感や価値観を重く感じつつも、現実の業務との乖離に苦悩している様子が伝わる。

しかし近年は、少しずつ様子が変わってきている。相変わらず「認知度が課題」との意見は少なくないが、「薬物治療中の患者に対する栄養指導の成果」や「在宅患者に対する訪問栄養指導の実施」、「健康教室による一次予防活動」や「特定保健指導の実績」、「多職種連携の効果」など、薬局で働く管理栄養士ならではの専門的な取り組みの報告が増えてきている。今後も、薬剤師と管理栄養士による協働の成果の報告が質的量的に充実することに期待したい。

おわりに

近年、高齢者のフレイルの予防、改善などに関連して、身体をつくり、機能を維持するために栄養管理が重要であることが改めて注目されている。

また、医薬品が目的の効果を発揮するため、または副作用や相互作用のリスクを低減するために、患者の食事内容や摂取のタイミングの管理が重要であることは言うまでもない。一方で、身体機能を正常に維持するためには食品から栄養素を効率よく体に取り込む必要があり、その際、薬物療法の影響を無視することはできない。

薬局での薬剤師と管理栄養士の協働は、食品と薬の効果を最大限に活かすことにつながり、結果的に、地域の人々に質の高い安全と安心を与える。

本稿で述べたように、管理栄養士は大学教育を通じて、薬局で薬剤師と協働できる素養を十分に身につけた専門職種である。しかしその能力を十分に発揮し、さらにスキルを向上させるのは現場での実務経験にほかならない。薬局経営者には管理栄養士が患者や利用者と接する機会を多くつくっていただきたい。薬剤師には管理栄養士とたくさん意見をかわし合っていただきたい。

薬局での薬剤師と管理栄養士の連携、協働がよい形で進展するよう、我々も教育現場からの支援を惜しまないつもりだ。

参考文献

1) 健康日本21（第2次）の推進に関する参考資料、厚生科学審議会地域保健健康増進栄養部会 次期国民健康づくり運動プラン策定専門委員会、平成24年7月。
2) 高齢者の低栄養防止・重症化予防等の推進について、厚生労働省、平成27年10月2日。
3) 健康サポート薬局のあり方について、健康情報拠点薬局（仮称）のあり方に関する検討会、平成27年9月24日。
4) 日本栄養士会資料、平成27年度養成校卒業者の就職状況
5) 諸外国における栄養士養成のための臨地・校外実習の現状に関する調査研究、笠岡（坪山）宜代ら、日本栄養士会雑誌、54、556-565、2011.
6) 栄養士法 第1条 2、2002年改正。
7) 「管理栄養士養成課程におけるモデルコアカリキュラム2015」の提案、日本栄養改善学会理事会、平成27年8月29日。

薬局での管理栄養士の活用現状と今後の課題

坂巻 弘之 東京理科大学 経営学部 教授

Summary

- 地域包括ケアシステムにおいて、高齢者の低栄養、摂食・嚥下機能の低下、生活習慣病など疾病に関連した栄養管理や相談なども重要な課題である。
- 食や栄養についてより専門的な指導、相談に関わる必要性も高まっており、薬局、薬剤師は、管理栄養士との連携を検討すべきである。
- 薬局に勤務する管理栄養士が介護保険で実施する「居宅療養管理指導費」は、地域によっては算定できる可能性がある。ただし実施にはチーム医療の視点が必要である。

　日本は世界一の高齢化社会であり、75歳以上の後期高齢者人口も増加の一途をたどっている。加えて、現在はいわゆる「団塊の世代」が高齢期を迎えており、2025年には、団塊の世代が75歳以上を迎え、わが国は超高齢社会を迎えることになる。

　高齢化に伴い、介護を必要とするものも増加し、社会において安心して生活できる仕組みの設計が重要であることはいうまでもない。わが国では、1963年の老人福祉法の制定以降、様々な高齢者施策が策定され、2000年に介護保険制度が施行された。以降、介護保険制度は着実に普及し、2014年度において557万人がサービス利用を受けていると推計されている（在宅ならびに施設サービス利用者数）。

　介護保険創設当初の目的である「介護の社会化」に関しては、多くの関係者の努力もあって、一定の成果が得られているといえる。一方で、高齢者の自立や在宅での看取りのための体制作り、あるいは認知症や高齢者のみの世帯の増加など、社会構造のさらなる変化とニーズの多様化の下で、さらに普遍的で包括的な社会システムの仕組み作りが必要となっており、そのために「地域包括ケアシステム」の実現が期待されている。

　一方、後述するように地域包括ケアシステムにおいても、食と栄養は重要な要素であるが、近年、管理栄養士が薬局に雇用され、薬局や薬局から居宅での栄養指導の可能性も高まっている。

　そこで本稿では、地域包括ケアシステムにおける栄養指導の必要性と、地域薬局の関わりについて概説し、薬局における管理栄養士の業務の可能性と課題について考察することにする。

地域包括ケアシステムとは

　地域包括ケアシステムとは、重度な要介護状態となっても住み慣れた地域で自分らしい暮らしを

人生の最後まで続けることができるよう、住まい・医療・介護・予防・生活支援が一体的に提供されるシステムのことである。

地域包括ケアシステムにおいては、単身・高齢者のみ世帯が主流になる中で、在宅生活を選択することの意味を本人、家族が理解し、そのための心構え（図1の「皿」の部分、以下同じ）を持つことがベースになる。その上で、生活の基盤として必要な住まいが整備され、本人の希望と経済力にかなった住まい方が確保されていることが地域包括ケアシステムの前提である。

この「本人・家族の選択と心構え」の上に「すまいとすまい方」（植木鉢）があり、生活の根幹である日常生活のベースになる介護予防と生活支援（土）がある（従来は、生活支援・福祉サービスが土であったが、2015年度報告書からは、軽度者向けの予防活動の多くが、社会参加の機会の確保や、日常生活と密接に関わることから、予防を生活基盤（土の部分）の一機能として、生活支援と介護予防を一体のものとして再整理された）。

さらに、個々の人たちのニーズに合わせた専門的サービス（葉）である医療・看護、介護・リハビリテーション、保健・福祉が提供されるとしている（葉の根元がつながっているのは、連携を意味している）（図1）[1]。

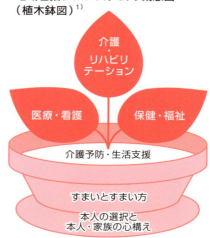

図1 地域包括ケアシステムの概念図（植木鉢図）[1]

出典：地域包括ケア研究会「地域包括ケアシステム構築に向けた制度及びサービスのあり方に関する研究事業報告書」に基づいて作成

地域包括ケアシステムと管理栄養士・栄養士の関わり

地域包括ケアシステムにおいて、食と栄養は日常生活のベースである生活支援の一つであり、これまでも、配食サービスや介護食の供給機能などについて企業や組織の参入が期待されてきている。

実際、ドラッグストアでは、一般の食品に加え、栄養食品、介護食も扱っていることが一般的であり、「地域包括ケア研究報告書」においても、早くからその役割への期待が示されていた[2]。

しかしながら、食と栄養の中にも医療や介護との関わりで専門的サービスが必要になることも多い。そのため、医療保険における管理栄養士による「外来栄養食事指導料」や「在宅患者訪問栄養食事指導料」など、介護保険における「居宅療養管理指導費」などの算定が認められている。

ただし現状は、地域包括ケアに関わる地域でのサービスにおいて、必ずしも食と栄養に関わる専門的サービスの提供体制が整っているとは言い難い。例えば、地域包括支援センターに管理栄養士が配置されていないことは一般的な状況であるし、管理栄養士の在宅ケアへの関わりも限定的である。

介護保険制度上は、管理栄養士・栄養士に関わる介護報酬としては、居宅での居宅療養管理指導費（詳細は後述）のほか、通所介護費、通所リハビリテーション費（いずれも管理栄養士）、短期入所生活介護費（管理栄養士・栄養士）がある。しかしながら、これらは、これまで、あまり多く利用されているとはいえない状況である[3]。

表1　健康サポート薬局

健康サポート機能を有する薬局は、かかりつけ薬剤師・薬局の基本的な機能を備えた薬局のうち、地域住民による主体的な健康の維持・増進を積極的に支援する薬局である。
① 医薬品等の安全かつ適正な使用に関する助言を行うこと、
② 健康の維持・増進に関する相談を幅広く受け付け、
③ 必要に応じ、かかりつけ医を始め適切な専門職種や関係機関に紹介すること、
④ 地域の薬局の中で率先して地域住民の健康サポートを積極的かつ具体的に実施すること、
⑤ 地域の薬局への情報発信、取組支援等を行うといった積極的な取組を実施することなどである。

出典：健康情報拠点薬局（仮称）のあり方に関する検討会「健康サポート薬局について」
（番号は筆者による）

一方、地域包括ケアシステムにおける食の問題は、介護報酬で評価されている業務のほかにも、食事やその材料の配送、栄養相談、食事メニューの立案、介護食の供給などの様々なサービス提供の機会がありうる。また、高齢者の低栄養、摂食・嚥下機能の低下、生活習慣病など疾病に関連した栄養管理や相談なども、日常生活機能を維持するためにも重要である。

健康サポート薬局における薬局機能

薬局は、これまでにも地域医療に関わるべき医療提供施設として、在宅医療、居宅療養に関わってきた。

本来の薬局・薬剤師の中核的な役割は、薬の専門家として、個人の抱える課題解決のために「医療・看護」、「介護・リハビリテーション」、「保健・予防」への関与であるが、地域包括ケアシステムにおいては、薬局、薬剤師が医療の質の向上のためにも、食や栄養へのより専門的な指導や相談に関わる必要性も高まっているといえよう。

2016年9月に「健康サポート薬局」[4)]構想が示された。健康サポート機能を有する薬局については、**表1**のように示されている。

薬局は健康サポートを積極的に実施すべきとは書かれてはいるものの、具体的に食の問題に関わるべきと明記されているわけではない。薬局における食や栄養に対する関わりは、本来、医師や他の医療・介護職との連携により、専門的サービスの提供機能を持つべきであると思われる。

例えば、腎臓、肝臓疾患や生活習慣病に代表される食生活との関係が重要な疾患や服薬している医薬品の特性に応じて食事に関わる指導を行うこと、要介護状態における低栄養状態への関わりなどがある。また、咀嚼や嚥下能力に問題がある場合は、錠剤の粉砕や嚥下補助ゼリーの使用などを進めることもあるが、患者・利用者に摂食嚥下や低栄養の問題を発見した場合などは、管理栄養士を活用、あるいは連携しての、食事改善の提案が必要になることもあろう。

食と栄養に関わる薬局の取り組みの状況

介護保険制度の下での管理栄養士・栄養士の業務への評価（介護報酬）はあるものの、現時点では限定的であり、病院、診療所からの算定にと

どまってきた。病院や診療所に勤務する管理栄養士・栄養士だけで、地域の食と栄養の問題にきめ細かな対応が十分にできるかどうかも考える必要がある。

これまで述べてきたように薬局でも食や栄養の問題に関わる必要性もあることに加え、近年、薬局に管理栄養士の雇用も増えてきている。

そこで、筆者らは、2015年度「老人保健事業推進費等補助金・老人保健健康増進等事業」（老健事業）において保険薬局における栄養食品や介護食の供給状況、健康相談、嚥下・摂食機能低下の発見（気づき）について、どの程度保険薬局が関わっているかについて調査を行った[4]。

調査は、全国の保険薬局から無作為に抽出した2,000薬局にアンケートを発送し、533件の回収を得た（回収率26.7％）。

なお、調査は、地域包括ケアシステムが求める在宅、健康、認知症ケアなどに薬局、薬剤師がどの程度関わっているかを把握することを目的として実施したものである。

回答533薬局の属性をみると、法人薬局484件（90.8％）、個人薬局49件（9.2％）であり、併設施設についてみるとドラッグストアなど店舗販売業が69件（12.9％）であった。そこで、以下、ドラッグストア併設店と全薬局とに分けて結果を示す。また、ここでは、本稿の趣旨に沿って、栄養や摂食機能などに絞って結果を概説するので、地域包括ケアにおける薬局機能全体については、老健事業報告書を参照されたい。

健康食品（特定保健用食品、特別用途食品、サプリメントなど）の取扱品目数は、平均34.7品目であった。ドラッグストア併設薬局をみると、平均198.4品目であった。また、嚥下能力や咀嚼能力が低下した高齢者向けの食品である介護食の取扱品目数は、平均2.6品目であった。これに対しドラッグストア併設薬局では、平均12.3品目であった。

また、回答した533薬局のうちで在宅（医療保険）または居宅（介護保険）業務を実施している薬局は184件（34.5％）であり、この中で利用者が介護食と服用薬剤との関係での問題を発見した経験のある薬局は、3件（1.6％）とあまり多くはなかった。

経口薬の嚥下困難から嚥下や咀嚼機能低下を疑った薬局も13件（7.1％）であり、このうちの1件のみで言語聴覚士への紹介が行われていた。

管理栄養士との連携については、6件の回答があり、3件が勉強会（相談）や講演会の実施、3件が具体的な患者（利用者）についての提案であった。いずれにしても、保険薬局での管理栄養士の雇用は極めて少ないこともあって、全国的にみた薬局における薬剤師と管理栄養士との連携は、現時点では限定的である。

管理栄養士を積極的に雇用している薬局もある。ここで紹介した老健事業調査では、保険薬局における薬剤師と管理栄養士の連携に関わる事例調査も行った。

事例調査を行った株式会社フォーラルは、東京都江東区に本社を置く保険薬局22薬局を有する企業である。東京都のほか、埼玉県、神奈川県、千葉県にも薬局を有している。2017年4月時点で、社員数は207人であり、薬剤師113人、管理栄養士80人である。

当該企業は、薬剤師と管理栄養士の連携により、地域住民の健康への取り組みの幅を広げることを目指し、すべての薬局で管理栄養士を配属している。薬局店頭での指導に薬剤師とともに関わったり、利用者の要望に応じ、管理栄養士が在宅ケアの現場に訪問したりすることもある。

当該企業22店舗の店頭での栄養相談は1週間に28％の薬剤師が実施しており、管理栄養士は53％であった。すなわち管理栄養士による指導はもとより、薬剤師による栄養指導も多く、異なる専門職種が勤務することによる相乗効果が生ま

れていると推察できる。

管理栄養士の在宅・居宅指導の報酬上の扱い

医療保険においても、管理栄養士による在宅患者訪問栄養食事指導料の算定が規定されているが、保険薬局の管理栄養士の算定に関わる規定は見あたらない。

一方、介護保険において管理栄養士が居宅療養管理指導を行う場合、その点数は表2のようになっている。また、算定内容は表3の通りである。

ただし、保険薬局に勤務する管理栄養士が介護保険で実施する居宅療養管理指導費の算定については、解釈が曖昧である。

介護保険法第八条の六においては、「この法律において「居宅療養管理指導」とは、居宅要介護者について、病院、診療所又は薬局（以下「病院等」という。）の医師、歯科医師、薬剤師その他厚生労働省令で定める者により行われる療養上の管理及び指導であって、厚生労働省令で定めるものをいう。」とある。

次に、介護保険法の「その他厚生労働省令で定

表2　管理栄養士が居宅療養管理指導を行う場合の点数

（1）同一建物居住者以外の者に対して行う場合 ……………………………………… 533単位
（2）同一建物居住者に対して行う場合 ………………………………………………… 452単位
　　　　　　　　　　　　　　　1月に2回を限度として算定できる。

表3　管理栄養士による居宅療養管理指導の算定内容

① 管理栄養士の行う居宅療養管理指導については、居宅で療養を行っており、通院による療養が困難な利用者について、医師が当該利用者に厚生労働大臣が別に定める特別食※を提供する必要性を認めた場合又は当該利用者が低栄養状態にあると医師が判断した場合であって、当該医師の指示に基づき、管理栄養士が利用者の居宅を訪問し、栄養ケア計画を作成した当該計画を患者又はその家族等に対して交付するとともに、当該栄養ケア計画に従った栄養管理に係る情報提供及び栄養食事相談又は助言を30分以上行った場合に算定する。
なお、請求明細書の摘要欄に訪問日を記入することとする。
② 管理栄養士は常勤である必要はなく、要件に適合した指導が行われていれば算定できる。
③ 当該居宅療養管理指導に係る指示を行った医師が行うべき事項（略）。
④ 管理栄養士の行う居宅療養管理指導の実施プロセス（略）。

※ 厚生労働大臣が定める特別食：疾病治療の直接手段として、医師の発行する食事箋に基づき提供された適切な栄養量及び内容を有する腎臓病食、肝臓病食、糖尿病食、胃潰瘍食、貧血食、膵臓病食、脂質異常症食、痛風食、嚥下困難者のための流動食、経管栄養のための濃厚流動食及び特別な場合の検査食（単なる流動食及び軟食を除く）。

める者」については、介護保険法施行規則第九条に定められており、「法第八条第六項の厚生労働省令で定める者は、歯科衛生士（歯科衛生士が行う居宅療養管理指導に相当するものを行う保健師、看護師及び准看護師を含む。次条第三項において同じ。）及び管理栄養士とする。」となっている。

さらに、第九条の二においては、「法第八条第六項の厚生労働省令で定める療養上の管理及び指導のうち管理栄養士により行われるものは、居宅要介護者の居宅において、その者に対して計画的な医学的管理を行っている医師の指示に基づいて実施される栄養指導とする」となっている。

以上から、薬局に勤務する管理栄養士であっても、医師の指導の下で、訪問指導に関わる報酬を算定できるようにも読める。

ただし、これらの介護報酬における規定の全体を通して読む限り、病院・診療所のような医師・管理栄養士がチームで栄養指導ができる環境の下での算定を意図していたものであって、薬局での算定は想定外であったと感ずる。

現行では、薬局からの管理栄養士による居宅療養管理指導の算定を認めるかどうかは市区町村ごとの判断となっているが、薬局の管理栄養士の訪問指導についてもチーム医療の視点が必要であるといえよう。

薬局に勤務する管理栄養士による訪問栄養指導については、介護報酬上の算定方法は必ずしも明確ではないが、いずれにしても多職種でのアプローチが必要である。医療機関からの管理栄養士による訪問指導と同様に、医師からの指示と業務プロセスによる実施が必要と思われる。

おわりに

地域包括ケアシステムならびに健康サポート薬局構想において、地域の保険薬局は基本機能である保険調剤、在宅医療、一般用医薬品の供給に加え、医療の質の向上や地域住民の健康サポートの観点から、食や栄養に関わることも必要になってくるものと思われる。そのために管理栄養士との連携も一つの方法であり、今後、保険薬局で管理栄養士・栄養士の雇用が進むことも予想される。

参考資料

1) 地域包括ケア研究会：平成27年度老人保健健康増進等事業「地域包括ケアシステム構築に向けた制度及びサービスのあり方に関する研究事業報告書－地域包括ケアシステムと地域マネジメント」（平成28年3月）
2) 地域包括ケア研究会：平成24年度老人保健健康増進等事業「持続可能な介護保険制度及び地域包括ケアシステムのあり方に関する調査研究事業報告書－地域包括ケアシステムの構築における　今後の検討のための論点」（平成25年3月）
3) 三菱総合研究所：平成25年度老人保健健康増進等事業「居宅療養管理指導の実態に関する調査研究事業」報告書（平成26年3月）
4) 健康情報拠点薬局（仮称）のあり方に関する検討会：健康サポート薬局のあり方について（平成27年9月24日）
5) みずほ情報総研株式会社：平成27年度老人保健健康増進等事業「地域包括ケアシステムにおける薬局・薬剤師による薬学的管理の向上及び効率化のための調査研究事業」報告書（平成28年3月）

ケース1 クオールの取り組み

クオール薬局における食事指導の実際

Summary

- 管理栄養士の配置は、店舗に配属とエリアに配属の2パターン。健康相談には特に力を入れている。栄養、食に関連する、利用者の「見えない情報」を聞き取る。
- クオールの健康相談は「準備」「実施」「支援」で構成。特に支援では、患者のモチベーション維持を狙いに、薬剤師と管理栄養士が連携して電話で目標の達成状況などを確認。
- かかりつけ薬剤師と管理栄養士がより緊密に連携して利用者をサポートする「食事相談連携プログラム」を開始。かかりつけ薬剤師の機能向上にも役立っている。

「QOLサポート薬局」の展開

　厚生労働省が策定した「患者のための薬局ビジョン」によれば、2025年までにすべての薬局がかかりつけ薬局の機能を持つことを目指しており、地域住民への積極的な健康の維持・増進を支援する健康サポート機能の強化と充実を掲げている。それに先駆けてクオールの一部店舗では、利用者の総合的な健康サポート機能を有する店舗を「QOLサポート薬局」としてブランド化し、2016年6月より新たなサービスをスタートさせた。

　このQOLサポート薬局の特徴として、健康に関する測定機能・検査機能の充実、ICTによる利用者情報の一元管理と薬歴連携、薬剤師と管理栄養士による相談機能の充実などが挙げられる。

　また、自社での取り組みにとどまらず、業種の異なる企業様と連携した健康関連イベントの実施や地域住民向け健康セミナーの定期開催など、地域住民に向けた健康に関する啓蒙活動にも注力している。薬の待ち時間を有効活用していただくだけでなく、処方せんを持たない利用者が気軽に薬局を利用できるきっかけにもなっている。

　相談機能の充実では、QOLサポート薬局に限らず、全国のクオール薬局で長きにわたり健康相談の開催に取り組んできた。薬の相談はもちろん、一般用医薬品や健康食品の相談にも積極的に対応している。中でも「食事」に関する相談は、薬剤師と管理栄養士が連携を図り、利用者一人ひとりの目的にあった指導を実施している。薬剤師と管理栄養士が連携した当社の取り組みを紹介する。

食事指導の内容とタイミング

　「健康のためには食事に気を付けなければなら

ない」という認識は、薬局を利用する多くの方に共通している。しかし、具体的にどのような食事をすればよいのか、どの食材にどんな栄養が含まれるのか、それらの栄養が体にどのように作用するのかといったことに答えられるスタッフは限られる。

食事が多様化している現代においては、食べ物に対する思いや位置づけは人それぞれである。しかし、日々の食事をおろそかにしてしまうと、健康の維持増進どころか体調に悪影響を及ぼし、健康を害してしまう可能性すらある。特に薬物療法を行っている人は既に体に何らかの不調や悩みを抱えているので、食事の内容やタイミングは体調のよい人に比べて重要度が高いと言える。

利用者からの健康相談に対応すべく、クオールでは20人（2017年1月現在）の管理栄養士が薬剤師と連携を図り、利用者の健康サポートに従事している。クオールの管理栄養士は、1つの店舗に籍を置く者と、エリア内の数店舗を担当する者の2パターンがある。担当業務は、地域住民向けのイベントやセミナーの開催、健康食品の販売促進など多岐に渡るが、特に健康相談には力を入れて取り組んできた。

医師に言えない栄養・食の悩みを聞き取る

薬局の利用者からは、お薬に関する相談はもちろん、健康・栄養・食事に関する相談が年々増加しているように感じる。例えば、「主治医に塩分を控えるよう言われた」「健康診断で異常値が見つかってしまった」「薬よりも食事で病気を治したい」などの様々なご相談をいただく。

相談を受ける機会は、薬剤師による服薬指導時が最も多く、薬剤師と管理栄養士の連携は利用者の健康サポートにおいて理想的である。服薬指導時に対応しきれない利用者の相談や主治医から食事指導の要請があった場合、または直接利用者から食事に関する相談の問い合わせがあった場合には、別途予約をしてもらい、管理栄養士がその利用者の専属担当となって対応している。

利用者の中には、主治医に恐縮してしまい、食事について正直に話すことができないという人もいる。偏った食生活をしているのに、食事に十分気を付けていると話してしまうのはよくある例である。ほかにも、「カロリーに気を付けるように」と医師に言われたために十分な食事をしていなかったり、誤った知識で栄養の偏った食事をとり続けていたといったケースが実は少なくない。

そのような状況で薬が処方されると、逆に体調を悪化させてしまう可能性もある。症状によっては、重大な体調悪化を招くケースも出てくる。利用者の「見えない情報」が、管理栄養士がじっくり相談に乗ることで浮き彫りになる場合が多くある。これらの情報を薬局内の情報共有に留めるだけでなく、医療機関とも共有し連携を図ることによって、利用者に質の高い医療を提供するために活用することが可能となる。

食事指導の実際

クオールの管理栄養士が利用者の健康相談を実施する際には、「準備」、「実施」、「支援」の3つの流れで利用者のサポートを行う。

まず「準備」では、相談の申し込み時に利用者から必要最低限の情報収集を行うと共に、薬剤師からも利用者の特徴や服薬履歴、生活状況の聞き取りを行う。

その後、相談日までに利用者の疾患・症状に応じた相談ツールを準備する。相談ツールとは、疾患や症状に応じた食事・運動に関する指導内容が記載された管理栄養士オリジナルの資料で、利用者が自宅で簡単に実施できる内容を中心に作成されている。

さらに可能であれば、食事相談アンケートと3日間の食事記録（28ページ図1）の用紙を予約時に

渡し、当日までに記入して持参してもらう。

「最終的なゴール」と「具体的な目標」

「実施」では、この2つのツールを基に、生活習慣や食習慣のヒアリングを行う。食事相談アンケートや食事記録を記入してもらうことにより、口頭での聞き取りよりも正確な生活習慣・食習慣の評価が可能になるだけでなく、利用者自身が生活習慣・食習慣を見直すきっかけにもなる。

利用者の要望に応じて、専用の分析ソフトを活用し、過剰摂取している、または不足している栄養素をデータ化することも可能である（有料）。

「実施」において重要となるのが、具体的な改善目標の設定である。相談の最後に、利用者の目標設定をすることを徹底している。最終的なゴールを見据えて取り組むことは重要だが、実践可能なレベルとかけ離れた指導内容を目標に掲げてしまうと、継続できずにリタイアしてしまう利用者が出てしまうので、より具体的で実現可能な目標を設定することが重要である。

図1　食事相談アンケート（上）と3日間の食事記録（下）

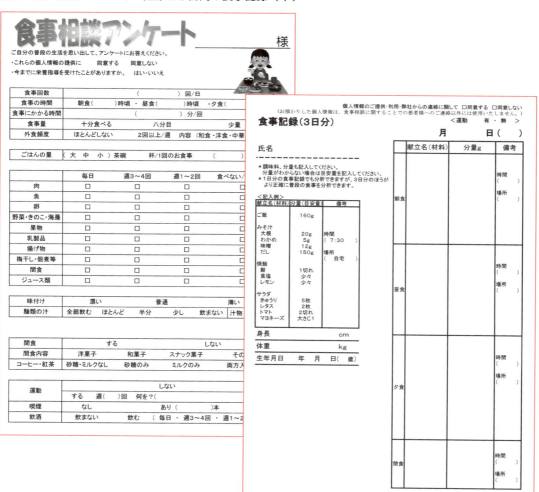

分かりやすい例としては、最終的なゴールを「体重を3kg落とす」と設定した場合、具体的な目標として「毎日30分のウォーキングに取り組む」と「簡単な食事改善」などを設定するとよい。

利用者の生活習慣・食習慣の聞き取り、相談ツールを用いた指導、具体的な目標の設定が完了したら、次回の相談日時を確認して面談を終了する。すぐに記録をまとめ、店舗内の薬剤師や、必要に応じて処方元の医師にも報告する。利用者の情報、相談内容について、薬局内での情報共有を徹底しておくことは重要である。

継続できる利用者とそうでない利用者の違いを検証していくと、継続できる利用者は、自ら設定した目標と行動スケジュールに従って生活習慣・食習慣の改善に取り組んでいる場合が多いように見受けられる。リタイアを防ぐために、管理栄養士として直接的な食事指導をする一方で、利用者自身の積極性を後押しするような、間接的なアドバイスによる誘導も必要だと考えられる。

薬剤師と管理栄養士が連携して電話支援

「支援」では、利用者を最終的なゴールに導くために、薬剤師と管理栄養士が連携して相談後のサポートをする。

まず処方薬を渡してから数日後、薬剤師から利用者に電話連絡を入れ（※事前に了承を得ている）、薬はきちんと飲めているか、体調に変化がないかといった聞き取りを行う。このとき、管理栄養士からの指導内容の実施状況も確認することで、情報を共有することができる。

その後、2週間程度の期間をあけて、今度は、管理栄養士が利用者に電話連絡を入れる。ここでは、体調の確認と具体的な目標が実践できているか聞き取りを行うことで、利用者のモチベーションの維持・回復に効果がある。利用者の多くが、次の相談までに約1カ月の期間があいてしまうため、この間にリタイアしないようなフォローが必要であると考える。時間にして数分であるが、このような「支援」の取り組みにより、利用者の継続率・目標達成率は大きく向上する。

「食事相談連携プログラム」

クオールでは、現在、「食事相談連携プログラム」と称し、薬剤師と管理栄養士がさらに連携を強化して、これまで以上の成果と利用者の満足度向上を実現するための取り組みにチャレンジしている。

このプログラムの最大の特徴は、利用者のサポートを行う薬剤師を「かかりつけ薬剤師」としている点である。かかりつけ薬剤師が提供する手厚いサポート体制に、管理栄養士による栄養・食事に関するサポート体制が加わることで、利用者に総合的な健康サポートを提供する体制が整う。

食事相談連携プログラムでは、薬剤師と管理栄養士の情報共有を強化するために、通常使用する相談ツールに加えて、見開きページ状の共有ツールを使っている。

左ページには①利用者情報（氏名、性別、生年月日、年齢）、②検査数値の経時変化（③の数値が自動的にグラフ化されて反映する）、③食事相談の実施日と検査数値、④利用者の身体状況の変化や健康食品・サプリメントの利用状況などを記載する。右ページには、「指導」「目標」「評価」を相談の回数ごとに記載する。

例えば、医師から糖尿病と診断を受けた利用者にカロリー調整の献立について話をした場合、その内容を「指導」として記載しておく。

また、利用者が「2日に1回は夕食後に30分以上のウォーキングを行う」や「間食をする際、食物繊維を含んだ飲み物を一緒にとる」ことに取り組むと話したら、それを目標として記載する。次回の相談時にその目標が実行できたかを確認し、その内容を「評価」として記載する。

図2 食事相談連携プログラムの共有ツール（左ページ）

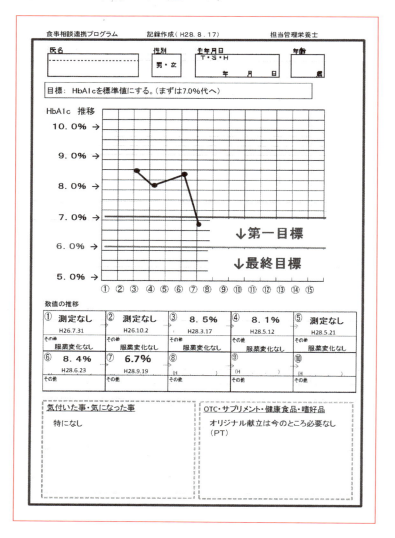

　薬剤師は、管理栄養士からこの共有ツールを引き継ぎ、服薬指導の際にコメントがあれば追加する。利用者に対して配慮しなければならない点を、薬剤師、管理栄養士が共有する目的でも使用できる。実際の記入例を示す（**図2、3**）。
　このような共有ツールを用いることで、食事相談の利用者の行動や検査数値の推移などを一目で把握することが可能となり、どんな指導をして、どんな目標を立てたことにより、利用者の身体状況にどんな変化が起こったかを経時的に記録できる。OTCや健康食品の利用状況も記載し、服薬指導時の薬と食品の相互作用確認に役立っている。

かかりつけ薬剤師の機能向上にも貢献

　かかりつけ薬剤師を希望した方に、薬剤師と管理栄養士が連携して健康サポートをする仕組み

総論＆ケーススタディー

図3 食事相談連携プログラムの共有ツール（右ページ）

```
                                                              PAGE 1
＜H26.7.31＞
  指導  ：イタドリ（食用植物）とレスベラトロールについて説明（PTの質問）
         また、眼の栄養になる成分について紹介（DHA、ルテイン、アントシアニン）
  その他：『医師より腎臓が1/3しか機能していない』と言われた。
         20年前に糖尿病になり視力も低下してきている。（PT）
         体重は40.0kg

＜H26.10.2＞
  その他：夜に60分ウォーキングをしている（PT）
         タンパク質は60～90g、味はごく薄味、3食とっている。

＜H28.3.17＞  ※1年半ぶりの実施
  その他：ぎっくり腰でストレス？HbA1cが上がってきている。
         血糖値が上がるのを恐れ、間食はしていない。
         体重が37.0kg（1年半でマイナス3.0kg）…PT
  指導  ：水分補給のすすめ（現在は1リットル/日）
  目標  ：1.5リットル/日を目指す。（こまめにとる）

＜H28.5.12＞
  評価 →  判定不明
  その他：5月9日に低血糖で倒れ救急搬送（PT）
         高血糖が怖く食事に偏りが見える。（管理栄養士）
  指導  ：3食はしっかり食べる事。特におかずは毎回とる。
  目標  ：食事の量は減らしてもおかずは減らさずしっかり食べる。

          ┌─────────────────────────┐
          │ 薬剤師からのコメント                │
          │ ダイレクトテレフォンにて、アドヒアランス確認。   │
          │ 食事について不安がある様子→食事の確認が必要か。 │
          │ 担当：クオール太郎                 │
          └─────────────────────────┘
＜H28.5.21＞
  評価 →  出来たり出来なかったり
  指導  ：糖質のみの菓子（団子、せんべいなど）で食事を済ませるのは
         やめて、大豆や乳製品などが入っているものを選ぶ。
  目標  ：果物のみや間食のみの食事を減らす。（半分へ）

＜H28.6.23＞
  評価 →  NG（好きなものは抑えられず食べている、菓子パン）
  指導  ：糖質が多い食事→タンパク質をしっかり摂る食事へ
  目標  ：大豆製品（納豆、豆腐、豆乳）を1日に1食は摂る。
```

は、かかりつけ薬剤師制度以上のメリットを感じていただけると考えられる。実際に、食事相談連携プログラムを導入した店舗では、かかりつけ薬剤師の希望者が増加している。

また、処方せん以外の利用者も多くなった。食事相談連携プログラムの実施後は、処方せんを持たず薬や食事の相談に来られる方が増え、OTCや健康食品の利用にもつながっている。

食事相談連携プログラムを実施することで、自然に、薬剤師と管理栄養士の間で情報共有の機会が増えた。この取り組みは、店舗内のコミュニケーション円滑化にも効果をもたらしている。

ただ、このプログラムは管理栄養士が配属されていない薬局店舗では実施できない。栄養に強い薬剤師を育て、薬剤師単独で栄養・食事相談に対応できる体制を強化することも課題である。

ケース2 フォーラルの取り組み

フォーラルでの薬剤師と管理栄養士の協働

Summary

- 社員207人のうち薬剤師は113人、管理栄養士は80人。22店舗の薬局すべてに1人以上の管理栄養士を配置し、各店舗で無料栄養相談、特定保健指導などを実施している。
- 社内の「栄養指導担当者認定試験」に合格した管理栄養士のみが店舗で栄養指導を実施。薬剤師も勉強会などを通じて、栄養の知識修得に取り組んでいる。
- 薬剤師が「服薬中止により、患者に血糖値上昇のリスクがある」ことを管理栄養士に伝え、管理栄養士が血糖値の上昇しにくい食事を指導するなど、両者の連携が進んでいる。

会社概要

株式会社フォーラルは1952年に創業し、東京都江東区に本社を構え、東京都を中心に22店舗を展開するチェーン薬局である（2017年4月現在）。当社は「地域の人々が応援したくなる人と薬局～あなたがいるからこの薬局に来た～」をコンセプトとしている。

社員数は207人であり、薬剤師113人、管理栄養士80人が在籍している。管理栄養士はすべて正社員での雇用であり、社員比率は38.6％と高い比率となっている（2017年4月現在）。これは、当社が「専門家集団薬局モデル」の確立を目指しているからである。すなわち、すべての社員が専門家であるとともに全員が主役として活躍するということである。国家資格である薬剤師と管理栄養士を中心（現在、国家資格取得者比率93％）に、介護系・代替医療系の有資格者が、それぞれの持つ専門知識とスキルを活かし、地域に貢献するために活動している。

「薬局はどんな所ですか？」と地域の方に質問をしたとき、多くの方は「薬をもらう所」と答えるのではないだろうか。高齢化が進み、医療費などの社会保障費が急速に増加している。国民皆保険体制の存続の危機も叫ばれている。そんな中、薬局が薬を渡すという機能だけで満足していてはならない。薬局で薬剤師や管理栄養士をはじめとした専門家が活躍することにより、多くの社会貢献ができる。

例えば、糖尿病の患者さんの場合、いくら薬で血糖値を下げても、糖質をたっぷりとる食生活を続けていれば、やがて薬の増量となり合併症を発症し、QOLを損ね、医療費を増大させてしまう可能性がある。薬と食事の両面から支援することは、それらを回避することにつながる。治療中の方だけ

でなく、疾病予防に取り組む意義も大きい。地域の方への薬や食事に対する正しい知識の提供、健康意識の向上への働きかけ、悩みや不安に対する身近な相談相手となることなど、地域医療の担い手として大きな役割を果たせる。

そのため、当社では社内教育に力を入れている。食事の指導を行う際は、専門家として科学的に正しい知識を持ち、患者さんが実践できることが大切である。

薬剤師も薬だけでなく栄養の知識が必須であると考え、栄養に関する学習も行っており、その知識を活用し、服薬指導にとどまらず基本的な栄養の指導も行っている。薬剤師の基本的な指導からより具体的な指導、例えば食材選びやメニューの作成、調理方法などに発展した場合には管理栄養士に引き継ぐ連携体制を取っている。

また、地域包括ケアシステムの構築が推進されている現在、多職種連携は必須である。処方医との連携をはじめ、在宅医療でかかわる多職種と顔の見える関係づくりに取り組んでいる。

管理栄養士の業務内容

当社の管理栄養士は受付、レセコン入力、在庫管理、レセプト請求などの調剤に関わる仕事と栄養にかかわる仕事を兼務している。それにより各店舗に1人以上という管理栄養士の所属を現実化している。全店配置という体制はいつでも相談できる安心感と、いつでも薬剤師とコミュニケーションが取れる環境作りを可能としている。

管理栄養士による栄養関連活動には、店舗における無料栄養相談、特定保健指導、居宅療養管理指導、医療機関と連携した栄養指導、介護予防・日常生活支援総合事業、セミナー開催、学会発表などがある。これらの活動により、従来の薬局を超える価値を地域に提供している。

店舗における無料栄養相談では、相談内容を親身に聞き、一人ひとりに合わせた説明を行っている。疾病や服薬の状況、医師の指示などから相談内容を検討し、安全にかつ安心して楽しく食事ができるよう工夫している。この無料栄養相談は2008年度から実施しているが、年々相談件数は増えており、2017年は年間1万件に達する見込みである。「相談してよかった」「検査値がよくなった」との嬉しいお言葉もあり、信頼関係の構築とともに仕事への充実感につながっている。

特定保健指導は、生活習慣病のリスクが高い対象者に対し予防を目的に、自ら改善できるよう働きかけやアドバイスを行うことである。2016年は年間約150人に特定保健指導を実施しており、疾病予防に貢献している。

居宅療養管理指導では、在宅で療養している患者さんの体調および食事摂取状況の確認などを行っている。また、普段の食事が適切なものになるよう、医師や薬剤師などの多職種と協働し、食事のサポートをしている。2016年は年間約350回の居宅療養管理指導を実施した。

介護予防・日常生活支援総合事業は、要支援・要介護状態のリスクがある65歳以上の方を対象に、各自治体が行っている事業である。低栄養予防を目的に「バランスのよい食事」「食事の意義」「栄養素と身体の影響」などをテーマに講義を行っている。2016年は年間約300回実施した。

医療機関と連携した栄養指導は、医師の指示に基づき個別で実施している。2016年は年間約150件であった。

これら外部での栄養関連活動は、管理栄養士が6つのチームに分かれ、各担当者で会議や練習会を開催している。それぞれの目標を毎年定め、一丸となり活動している。

セミナー開催には店舗内で行うセミナー、アウトリーチセミナー（地域に出向いて実施するセミナー）、各店舗の管理栄養士が合同で行うセミナー

がある。店舗内で行うセミナーには、1つの疾患に対し20分程度で行えるプチセミナーもあり、管理栄養士が講師となり情報提供を行っている。より詳しく聞きたい患者さんへは、その後個別で栄養相談を実施している。

また、地域の方を店舗に招いて、店舗スタッフ全員で協力して行うセミナーもあり、疾患だけにかかわらず薬剤師体験セミナーやアロマテラピーセミナーなども実施している。開催時間は内容にもよるが、店舗の営業終了後1～2時間程度で行うことが多い。

アウトリーチセミナーは全店舗で実施している。自治会館や地域包括支援センター、児童館、認知症カフェなどに出向き、薬剤師や管理栄養士が講師となり、依頼者のご要望にあわせた情報提供を行っている。現在、9項目76種類の全店共通の講演テーマを用意している（図1）。これらのテーマ以外についてもご依頼があった場合は、各店舗において説明用資料を作成してセミナーを実施している。

管理栄養士が合同で行うセミナーとしては、健康セミナーや食育セミナー、栄養士体験セミナーなどを年3回開催している。身長や体重、血圧などを測定し、結果を参考にした栄養相談、お箸の持ち方やおやつの選び方、離乳食に関することなど、小児から高齢者まで幅広い世代の方を対象に実施している。参加者からは、「また参加したい」という声を多数いただき好評である。

学会発表は年3回実施している。2016年は、日本栄養改善学会、日本臨床栄養学会、日本薬剤師会学術大会で発表した。

また、管理栄養士活動の充実を図るため、チームを組んでいる。後述する管理栄養士を対象としたそれぞれの勉強会チームをはじめ、広報（ホームページへのレシピ掲載など）、栄養相談向上、学術教育、プチセミナー、資料管理、データ化チームの計10のチームを編成している。

人材育成体制

当社の出店エリアは東京都および埼玉県、神奈川県、千葉県の都市部に限定している。これは、すべての社員に高品質な教育研修を行うためであ

図1　アウトリーチセミナー

薬の基本シリーズ（3種類）	検査シリーズ（8種類）	健やか美人シリーズ（6種類）
知っておきたい薬の話 外用薬のすすめ　など	早めに知ろう！骨密度 脂質異常症の検査　など	美人の素・調味料～糖～ スキンケア　など
疾患別シリーズ（6種類）	オリジナル（18種類）	栄養シリーズ（7種類）
高血圧 糖尿病　など	赤ちゃんとおかあさんのスキンケア 血糖値コントロールで健康寿命　など	はじめての離乳食 カロリー知って健康生活　など
予防シリーズ（12種類）	アロマシリーズ（5種類）	高齢者いきいきシリーズ（11種類）
メタボにならないために お酒と肝臓　など	バスボム・バスソルト ルームスプレー　など	利用しよう！居宅療養管理 できてますか？口腔ケア　など

る。自信を持って地域に貢献できる社員を育成するため、自社講師陣によるシステム化された独自の教育研修制度を作り、社員個々のレベルに即した教育研修を継続的に実施している（**図2**）。

栄養に関する教育は新入社員研修から始まり、薬剤師を含めた新入社員全員が栄養管理の必要性および基礎知識を学ぶ。その後、全社員対象の勉強会や、管理栄養士対象のより専門性の高い勉強会で、個々が必要とする知識やスキルを高めている。また、各種の社内配信問題や社内試験により、知識のブラッシュアップが行える仕組みとなっている。

新入社員研修では、4月に全新入社員を対象に「フォーラルにおける栄養士活動のこころ」をテーマに講義を行い、入社時から栄養活動の意義や薬剤師と管理栄養士が連携することの重要性を根付かせている。5月は「食事療法の基礎」、6月は「栄養指導の基礎」をテーマに管理栄養士を対象に実施し、より専門的な知識や応対スキルを学ぶ。

全社員対象の勉強会にはNST講座があり、年10回開催している。NSTとは「Nutrition support team」のことであるが、医師や歯科医師、看護師、薬剤師、管理栄養士などの医療スタッフで構成される多職種チームの中で、専門的立場から意見を出し、チーム医療に参画できる力を身に付けることを目的とした勉強会である。輸液や経腸栄養剤に関する知識や、栄養管理の考え方を薬剤師と管理栄養士が共に学習している。

管理栄養士対象の勉強会には、NC（Nutritional college）、栄養スキルアップ講座、訪問栄養指導勉強会がある。NCは病態・栄養・食事・薬などにおける基礎的内容を修得する勉強会である。社内の管理栄養士が講師を務め、後輩への指導力向上とともに、外部での栄養活動におけるスキルの向上にもつながっている。栄養スキルアップ講座は献立作成・調理や症例検討を行い、実践での知識や技術の向上を目指している。訪問栄養勉強会は在宅に多い摂食嚥下や褥瘡に関する勉強や各メーカーのご協力のもと、ソフト食の作り方やとろみ剤についても学んでいる。これらの勉強会は日々更新される医療情報に対応できるよう毎年見直しを行っている。

社内試験は疾患別にテーマを設定し、全社員を対象に年2回実施している。薬剤師と管理栄養士は別々の試験問題であるが、薬剤師にも食事療法などの栄養に関する問題が出題される。管理栄養士は、薬、食事療法、医療保険に関する問題が出題される。食事療法の設問では症例問題を含み、知識だけでなく、実際の栄養指導に必要となる専門能力を問う内容で出題している。社内試験に向け

図2　教育研修制度

階層別（12種類）	全社員対象（15種類）	薬剤師対象（5種類）
マネジャー対象 薬局長OJT 未来塾　　　　　　　　など	NST講座 在宅勉強会 検査値問題　　　　　　など	薬物療法問題 学術基礎講座 重点疾患講座　　　　　　など
基礎研修 マネジメント研修 新入社員研修　　　　　など	**管理栄養士対象（4種類）** 栄養スキルアップ問題 訪問栄養指導勉強会　　など	**試験（4種類）** 社内試験 栄養指導担当者認定試験　など

て各自が学習を行うことで、知識や分析能力といった専門能力を向上させている。

検査値問題は全社員が行う年5回の配信問題である。基本的な検査項目の基準値に対する感覚を磨き、検査値から分析される病態や栄養状態、薬の副作用などを学習している。管理栄養士対象の配信問題もある。管理栄養士のチームの一つである学術教育チームが問題を作成し、月1回配信している。今後は、社内試験の復習にも重点を置き、着実にレベルアップできるよう取り組んでいく方針だ。

薬剤師が対象の勉強会にも栄養に関する内容を盛り込んでいる。例えば、学術基礎講座は年4回開催の症例検討がメインの勉強会であるが、薬だけでなく栄養に関しても医師への提案や患者さんへのアドバイスが行えるよう、全体を検討できるような内容で実施している。また、年6回開催の学術スキルアップ講座は、疾病や薬に関することだけでなく、健康食品や栄養をテーマとしても開催し、視野を広げる内容となっている。

社内試験合格の管理栄養士のみが指導

当社では管理栄養士が栄養指導を行うためには、社内認定資格である「栄養指導担当者認定試験」に合格することを必須条件としている。

この試験は筆記試験と応対試験に分かれ、知識を問う筆記試験をパスしなければ応対試験を受験できない。認定試験に合格するためには、臨床で必要な知識と応対スキルを身に付けることが必須であり、合格に向けた勉強会も開催している。

無料栄養相談の取り組み

店舗における無料栄養相談は、薬剤師による調剤・処方監査時の患者さんの待ち時間を有効活用し、管理栄養士からの声かけや、投薬時に薬剤師から栄養相談を勧めることで始まることが多い。また、来局者から栄養相談のご要望があり栄養相談を行うこともある。

待ち時間を活用し管理栄養士から声かけをする場合は、処方内容やお薬手帳で併用薬の確認を薬剤師と一緒に行い、医師からの食事に関する指示などを確認した上で、栄養相談を行っている。

その際に血液検査の結果などを聞き取り、得られた内容や指導事項は薬剤師と情報共有を行っている。アルコールやサプリメントは、薬と関連する可能性があるため、投薬時に薬剤師から話ができるよう連携している。

管理栄養士からの声かけにより、薬局管理栄養士の認知の拡大、専門性を実感してもらい、薬のことだけでなく食事や栄養に関する相談ができるという薬局の新たな付加価値につながっている。

服薬指導をきっかけに栄養相談へ

薬剤師が栄養相談を勧めるのは、処方内容が変更されたときなどに、生活状況の聞き取りをした結果、食事の改善が必要と判断した場合などが多い。

例えば、以下のようなケースである。

薬剤師は、糖尿病薬が初めて処方された患者さんに対し、薬の説明に加えて検査値の確認や生活状況の聞き取りを積極的に実施。患者さんは糖質の摂取が多く、食事回数が不規則であるなどの問題があることが分かった。

そこで食事改善の重要性を説明し、管理栄養士による栄養相談を受けるよう勧めた。管理栄養士に引き継ぐ際には、低血糖などの副作用や服用歴、検査値、合併症などの情報もあわせて伝えた。

管理栄養士は患者さんから改めて食事内容を詳しく聞き取り、糖質量や摂取エネルギー量を計算し、どう改善していけばよいかを、食べ方や調理法を含めてしっかり説明した。

指導後は、その内容を電子薬歴の所定の箇所に記録している。薬剤師は次回の投薬時にそれを

閲覧して、食事に関する聞き取りも行う。必要に応じて管理栄養士と連携し、継続的な支援を行っている。

居宅療養管理指導の現状

当社の場合、居宅療養管理指導はケアマネジャーからの依頼で始まることが多い。そのほかに、医師、訪問看護師、ソーシャルワーカーから依頼を受けることもある。現在、19人の管理栄養士が居宅療養管理指導を手がけている。

2016年12月の集計では、患者さんの性別は、男性55％、女性45％で男性がやや多かった。年齢は80代が48％と最も多く、次いで70代が34％、60代が9％であった。疾患では糖尿病が最も多く27％、次いで低栄養18％、高血圧12％、腎疾患10％であった。管理栄養士の介入後、体調・意識・行動など、何らかの変化があった人の割合は90％であった。

1人の患者さんに対し、薬剤師と管理栄養士が同時に介入することもある。例えば、糖尿病と嚥下障害がある患者さんの居宅療養管理指導で、薬剤師の介入により服薬管理は改善したが、低血糖の疑いから糖尿病薬が中止となった事例があった。

薬剤師は、服薬中止により血糖値上昇の可能性があると考え、管理栄養士に伝えた。それに対応して管理栄養士は、嚥下困難な状況でも血糖値上昇を防ぐ食事ができるよう指導を行った。

一方、在宅訪問をしている患者さんに食欲低下が起こった際に、管理栄養士がその旨を薬剤師に伝えた事例もある。薬剤師は食事がとれない場合の糖尿病薬の服薬について患者さんに指導を行い、副作用の回避につなげることができた。

薬剤師と管理栄養士が互いの専門性を理解し、生かすことで、患者さんの薬の変更、服薬状況、食事の摂取状況や生活状況などに素早く、適切に対応ができる。

今後の展望

薬剤師と管理栄養士の連携をさらに推進していきたいと考えている。

薬剤師については、分野ごとの専門性を高め、患者さんへ食事の重要性を伝えていく。また、ポリファーマシーの観点から、食生活の改善により病態が改善し、服用薬の減少へとつながるよう働きかけ、医療・経済の両面において、患者さんから信頼されるかかりつけ薬剤師像を確立していく。

管理栄養士に関しては、当社で指導を行っている患者さんのさらなるQOLの向上に努める。さらに、管理栄養士が活動する薬局が全国に1軒でも増えるよう、取り組みを広げ、薬局の新しい価値を創造していきたい。

なお、生活習慣の改善で、食事との両輪をなす運動についても、薬局薬剤師、薬局管理栄養士は知識、指導技術などの修得が欠かせない。全社員を対象に社内勉強会を開催している。

療養の基本は生活の維持・改善であり、食事・栄養・運動への取り組みが重要である。今後の高齢化および在宅推進の流れに対し、薬剤師と管理栄養士の連携をフォーラルの強みとして、地域の多職種や各施設、企業との連携を強化し、地域包括ケアシステムの構築に貢献していきたい。

ケース3 総合メディカルの取り組み

糖尿病性腎症に対する薬局栄養指導

Summary

- 長崎県対馬市で、当社の薬剤師と管理栄養士が協力して、糖尿病性腎症の重症化予防を目的とした患者指導プログラムを実施。
- 食事写真を基に管理栄養士が食事分析をして栄養評価表などを作成。それを基に、薬剤師が支援を行った。食事写真は、食環境の問題把握にも有効である。
- このプログラムを通じて得た薬剤師と管理栄養士の協働の経験は、「健康サポート薬局」で実施する栄養相談などでも生かせると期待している。

糖尿病性腎症の重症化を予防

全国にそうごう薬局などのグループ薬局を677店舗（2017年6月1日現在）展開する総合メディカルは、長崎県対馬市において2014年から、糖尿病の重大な合併症の一つ「糖尿病性腎症」の重症化予防を目的とした患者自己管理支援プログラムを行った。当社の薬剤師と管理栄養士が協力し、主治医と連携しつつ、一人ひとりの患者に応じた生活習慣改善指導を提供する取り組みである。

対馬市より委託された本プログラムは、「健康つしま21第2期計画」の下、保健医療関係団体の活動の一つと位置づけられている。

糖尿病の予後は、患者が自己管理ができるかどうかに大きく左右される。従って主治医は定期的な受診、服薬の遵守に加えて、生活習慣の改善を指示するが、患者独自で達成するのはたやすいことではない。

そこで、主治医が介入の必要性を認めた患者に本プログラムへの参加を促し、薬局で同意を得た上で参加してもらう。対象は透析導入前段階の糖尿病性腎症の患者である。プログラムに参加した患者が自身で生活習慣の管理ができるよう、そうごう薬局の薬剤師が支援をする。管理栄養士は総合メディカルの本社がある福岡県福岡市から、遠隔で協力する（図1）。

患者の行動変容を促すことがこのプログラムの大きな目標であり、面談に当たる薬剤師には、糖尿病療養の知識に加えて、高いコミュニケーション能力が求められる。質の高い支援をするために、対馬市内のそうごう薬局に勤務するすべての薬剤師が、コーチングスキルの研修を事前に受講して準備した。

本プログラムの実施に当たり、医薬コンサルティング「株式会社マディア」の支援プログラム「地域

図1　糖尿病性腎症重症化予防プログラムのスキーム

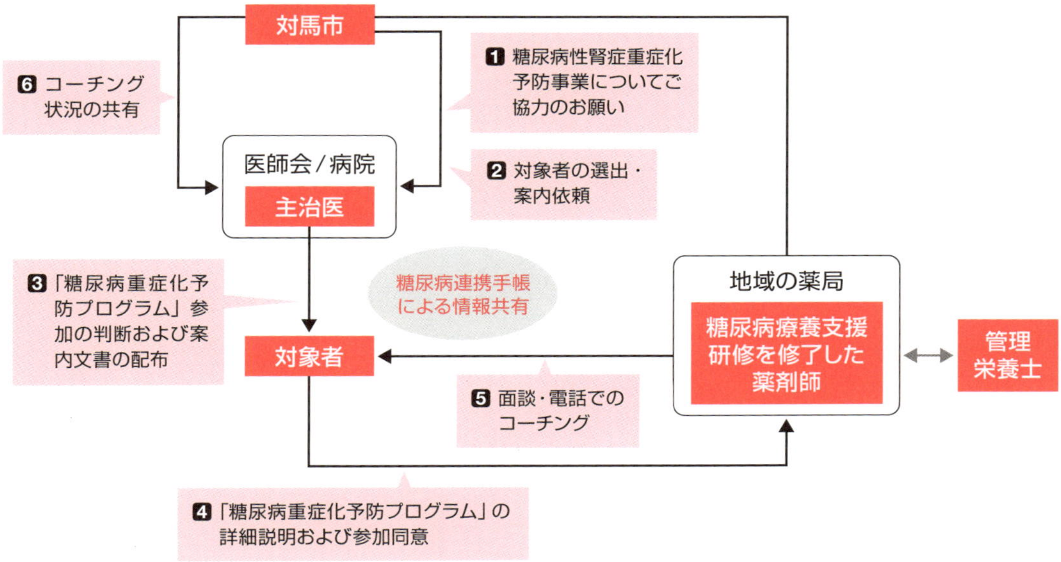

- 対馬市
  - ❶ 糖尿病性腎症重症化予防事業についてご協力のお願い
  - ❻ コーチング状況の共有
- 医師会/病院　主治医
  - ❷ 対象者の選出・案内依頼
  - ❸「糖尿病重症化予防プログラム」参加の判断および案内文書の配布
- 対象者
  - ❹「糖尿病重症化予防プログラム」の詳細説明および参加同意
  - ❺ 面談・電話でのコーチング
- 地域の薬局　糖尿病療養支援研修を修了した薬剤師 ― 管理栄養士
- 糖尿病連携手帳による情報共有

表1　プログラムのスケジュール、支援内容

	月	初回	0.5	1	1.5	2	3	4	5	6
面談方法	対面	○		○		○	○	○	○	○
	電話		○		○					
支援項目	行動目標	○	○	○	○	○	○	○	○	○
	食事アドバイス					○		○		○
	アンケート	○				○				○

薬局を活用した糖尿病重症化予防の仕組み」を用いている。

　これは米国で1996年から実施され、有用性が検証された支援プログラムの日本版だ。事前研修ならびに薬剤師による支援の品質管理も同社が行っている。

支援プログラムの内容、実施の流れ

　支援期間は6カ月を1クールとした。患者が毎月の医療機関受診後に薬局を訪れた際、通常の服薬指導に加えて、薬局内の面談スペースで30分〜1時間の面談支援を行っている。支援開始から2カ月目までは、途中経過の確認のため、面談の約2週間後に電話での支援も行う（**表1**）。なお、3カ月目以降の毎月の面談は、対面を基本とするが、患者の都合に合わせて電話でも可とした。

　支援の開始時には、主治医が糖尿病連携手帳や生活指導の確認書を記載し、食事や運動制限の有無、血液検査の目標値等の治療方針を確認する。

　主治医からの指示を受けて、薬剤師が健康食品やサプリメント摂取を含めた食習慣、運動習慣などを聞き取り、患者と話し合いながら問題点を把

握する。そして問題の解決に向けて、患者自身で目標（行動目標）を設定してもらい、達成に向けて薬剤師が支援をする。

2回目以降の面談時には、目標を達成できたかどうかを患者に自己評価してもらい、必要に応じて目標を修正したり追加してもらう。その際も薬剤師が手助けをする。

担当する薬剤師によって支援内容に偏りが出ないよう、統一書式（コーチングレポート）で、毎月の面談支援の記録を残している。コーチングレポートは糖尿病療養指導士らによるピアレビューで品質が担保され、株式会社マディアが品質管理を行っている。また、プログラム終了後も、定期的に検査値や生活習慣のチェックを行っている。

薬剤師による支援

プログラム実施の様子

これまでにこのプログラムで実施した患者指導の中で、特に食事支援が奏効した事例を紹介する。

患者は60歳代の糖尿病性腎症の女性である。エネルギー摂取量、食塩の摂取量が多く、血糖値と血圧が治療目標よりも高かった。薬剤師は初回の面談で患者から話を聞き「お米が好きでついつい食べ過ぎてしまう」「みそ汁をほぼ毎回食べている」といった問題点を把握した。

そこでエネルギーの過剰摂取、食塩の過剰摂取を抑えるために、①「これまではご飯を茶碗一杯食べていたが8分目にする」、②「みそ汁を作る際、目分量で加えていたみその量をスプーンすりきり一杯にする」という2つの目標を患者自身に立ててもらった。

①の目標はすぐに実践でき、2回目の面談ではエネルギー摂取量が下がったことが確認できた。

しかし②の目標については、家族全員のみそ汁の味が薄くなることへの懸念から実施を躊躇し、達成できなかった。

そこで薬剤師は②の目標の修正を提案。患者はそれに応じて「自分の椀のみそ汁にだけ、お湯をたして薄める」という新たな目標を設定した。修正により患者は目標が達成でき、減塩の意識の醸成につながった。

図2 管理栄養士が食事写真を基に作成した栄養評価とコメントの例

 64歳女性、身長：153cm　体重：57.1kg　指示エネルギー：1400kcal、腎症2期

朝食　476kcal　塩分2.3g　　昼食　585kcal　塩分2.6g　　夕食　516kcal　塩分4.8g

- 総エネルギー：1577kcal
- 塩分：9.7g
- たんぱく質：60.7g
- 食物繊維：15.9g
- PFCバランス：
  15.3：15.1：69.1

コメント（抜粋）

炭水化物の割合が多いようでした。炭水化物はご飯や麺類などの量はもちろんですが、糖尿病の食品交換表ではご飯と同じ分類になるサトイモなどの「イモ類」のとり過ぎに注意することも大切です。また、よくかんで食事をすると満腹感を得られやすく、食べ過ぎの防止にもつながるため、ゆっくり食事を楽しむこともお勧めです。

表2 栄養評価項目一覧

① 栄養評価一覧
- PFC比例レーダーチャート
- 穀類エネルギー比率
- SMP比率
- 摂取栄養素
- 摂取脂質の重量比率
- 緑黄色野菜重量比率
- EPA/DHAの摂取量
- PFC・栄養摂取比率表（全体集約）

② 栄養価一覧

正味重量、エネルギー、たんぱく質、脂質、飽和脂肪酸、不飽和脂肪酸（一価、多価）、コレステロール、炭水化物、食物繊維総量、ナトリウム、カリウム、カルシウム、マグネシウム、リン、鉄、亜鉛、銅、マンガン、ビタミン（A、D、E、K、B_1、B_2、ナイアシン、B_6、B_{12}、葉酸、パントテン酸、C）、食塩相当量

「食事内容は気になるが、どう改善すればよいか分からない」「自分では変更が難しい」と訴える患者は多い。コーチングスキルを生かして患者の生活事情にあった目標を設定し、継続的に介入していくことが大切だと確認できた事例である。

管理栄養士による遠隔支援

食事に関する目標の設定では、当社の管理栄養士が食事分析によって作成した栄養評価表やコメントを活用している。

本プログラムでは、患者に1日分の食事写真を撮影してもらい、食事写真を基に、福岡市の本社に所属する管理栄養士が食事分析をする方法を採用した。管理栄養士は栄養評価表を作成し、コメントを付けて対馬市の薬局に送付する。薬剤師はそれらを基に、患者に対して食事のアドバイスを行う（図2）。

6カ月の支援プログラム期間中、管理栄養士は開始時、2カ月目、4カ月目に、患者が撮影した食事写真を基に栄養評価表とコメントを作成する。また、定期的にテレビ会議システムなどで薬剤師と管理栄養士が症例検討を行っている。

栄養評価、コメントをする際のコツ

食事分析において、栄養評価の項目は様々ある（**表2**）。特に、糖尿病性腎症の重症化予防の観点から注意すべき項目としては、医師の指示エネルギーに対する摂取エネルギー量、栄養バランス（PFC比率）、野菜摂取量、食塩摂取量、たんぱく質量などが挙げられる。

ただし初回の食事分析で指摘事項が多数見つかったとしても、一度にすべてを伝えるのではなく、最も改善してほしい項目に絞ってコメントをするよう、管理栄養士は心がけている。

2回目の食事分析では、初回に伝えきれなかった項目についてのコメントに加え、前回の食事内容と比較して改善傾向があれば、そのことを指摘して「褒める、認める」ことを大切にしている。

一方、悪化していた場合には、食事を改善することで期待される効果を改めて伝えたり、より具体的な改善方法を伝え、患者のモチベーションを上げるよう努める。

3回目の食事分析は、フォローアップも兼ねた内容としている。外食が多い患者には外食メニューの選び方、外食時の減塩方法などについてもアドバイスをする。

写真を活用して食環境の問題も把握

薬局で行う食事調査法としては、患者に食べた内容を記録して持ってきてもらう「食事記録法」、前日の食事や、調査時点から24時間前までの食事を聞き取る「24時間食事思い出し法」などが一般的である[1]。

しかしこれらの方法には、患者の作業負担が大きかったり、患者の記憶があいまいな場合には正確な分析ができないといった短所もある。

今回のプログラムで採用した食事写真を活用する方法は、より簡単に、より正確に食事内容が把握できる。患者やその家族がカメラ機能付き携帯電話を持っていれば、写真を送ってもらうことも大きな負担にはならない。

また、食事写真を送ってもらうことで、患者の食環境が把握できる点も大きなメリットになる。

例えばしょうゆがいつも料理とセットで置いてある、佃煮を入れた大きな容器が食卓に常にある、料理の盛り付けが1人分ずつでなく大皿で出ている、といった問題点も食事写真から分かる場合がある。この食環境を修正することで、食べ過ぎを防ぐことや減塩につながる可能性もある。

「健康サポート薬局」契機に進展を

総合メディカルでは、対馬市で手がけた患者支援プログラムでの経験を生かし、全国の薬局で、薬剤師と管理栄養士の連携による、栄養・食事指導の取り組みを広げていきたいと考えている。

当社は、従来より近隣の医療機関と連携し、患者に向けた栄養指導を行ってきた。しかし栄養指導のための面談場所の確保が難しいことや、時間の制約などから、実施が一部の店舗に限られているのも事実である。

グループ内の管理栄養士の人数が限られることや、薬剤師が薬の指導以外に栄養・食事にまで踏み込んで指導することを躊躇する場面が少なからずあることも課題といえる。

2016年に始まった「健康サポート薬局」制度をチャンスと捉えて、このような状況を変えていきたいと考えている。健康サポート薬局には、地域での積極的な健康サポートの取り組みとして、「管理栄養士と連携した栄養相談会」の開催なども求められている。

当社では、グループ内の薬局のイベント開催を支援する目的で、栄養相談を含めた"健康イベントコンテンツ"をパッケージ化し展開している。

コンテンツとしては「認知症に関連した物忘れチェック」や「筋肉量などが測れる体組成測定」などがあるが、大切なことは、その測定結果に栄養を関連づけて薬剤師や管理栄養士が患者にフィードバックすることである。このような活動が、薬剤師と管理栄養士の連携の強化や、薬局での指導領域の拡大につながることを期待している。

参考文献

1) 日本人の食事摂取基準2015年版、菱田明、佐々木敏監修、第一出版、東京、2014.

疾患ごとの栄養・食事指導

薬局でみることが多い15疾患に対しての栄養・食事指導をクオール、フォーラル、総合メディカルの薬剤師、管理栄養士が徹底解説。

高血圧	44
骨粗鬆症	52
肥満症	60
脂質異常症	68
糖尿病	76
慢性腎臓病（CKD）	86
高尿酸血症	94
COPD	100
貧血	108
肝炎・肝硬変	114
炎症性腸疾患（IBD）	120
風邪症候群	126
食物アレルギー	130
嚥下障害	134
低栄養	138

高血圧

- 減塩目標は「1日6g未満」。食塩量の少ない調味料の有効活用を指導
- カリウムが豊富な食品の摂取を勧めるときには必ず腎機能の確認を
- アルコール摂取の減量に加えて、つまみの食塩量にも注意を促す

疾患と栄養・食事

　日本の高血圧者数は約4300万人と推定される[1]。高血圧は脳卒中や心疾患の最大の危険因子であり、慢性腎臓病（CKD）の発症にも関与する。

　本態性高血圧の発症と進展に関わる因子には、遺伝因子と環境因子がある。環境因子には肥満や運動不足、ストレス、食事などが含まれ、中でも食塩の摂取量は重要である。

　血圧は心拍出量と末梢血管抵抗によって決まる。食塩を過剰に摂取すると血液中のナトリウム濃度が上がる。ナトリウム濃度を一定に保つために浸透圧によって血管内へ水分が引き込まれ、血液量が増えて血圧が上昇する。

　通常の血中ナトリウム濃度は約140mEq/Lであり、この濃度を保つためには、食塩約8.2gの摂取に対して1Lの水分が必要となる。一方、カリウムにはナトリウムの排泄を促進し、血圧上昇を防ぐ作用がある。

　このように食事からのナトリウムやカリウムの摂取が疾患の発症と進展に深く関わることから、高血圧患者に対しての、あるいは予防的な栄養・食事指導が重要である。

　厚生労働省の「国民健康・栄養調査（2015年）」によると日本人成人の食塩摂取量は10.0g/日で、国際的に高い水準にある。日本食ではしょうゆ、みそなど食塩を多く含む調味料をよく使うことが主な原因だと考えられる。

　世界保健機関（WHO）は2012年に、食塩の摂取目標として5g/日未満を推奨した。科学的に安全性が確認されている食塩の平均摂取量は3.8g/日である[1]。

　一方、日本高血圧学会の「高血圧治療ガイドライン2014」では「食塩1日6g未満」が推奨されている。これは日本人の食習慣を考慮して現実的な減塩目標を定めたものであり、薬局での栄養・食事指導においてもこの数値を達成目標とする。

　肥満も高血圧の要因の一つであり、糖代謝異常や脂質代謝異常などの合併症の発症にもつながる。約4kgの減量により有意に血圧が低下したとの研究報告[1]もあり、肥満の患者には減量も指導する。ただし急激な減量はリスクを伴うので、無理のない中長期計画をたてて実施すべきである。（→60ページ「肥満」、76ページ「糖尿病」の項参照）

薬物療法と栄養・食事

　「高血圧治療ガイドライン2014」では、初診時の高血圧管理計画において、糖尿病やCKDを合併している高リスク群などを除いては、すぐに薬物

療法を開始するのではなく、まず1～3カ月、生活習慣の修正を指導することが推奨されている。

<mark>薬物療法の開始後も、生活習慣の修正により降圧薬の効果を高めたり減薬できる可能性があるので、栄養・食事を含む生活習慣の改善指導を継続するべきである。</mark>

高血圧の治療で使われる主な薬物はCa拮抗薬、アンジオテンシンⅡ受容体拮抗薬（ARB）、アンジオテンシン変換酵素（ACE）阻害薬、サイアザイド系利尿薬などである。

Ca拮抗薬については、グレープフルーツジュースと同時に服用すると血中濃度が上昇し、降圧効果が過剰に高まるリスクがある。また、便秘の副作用が出ることもあるので患者に確認する。

ARBやACE阻害薬、カリウム保持性利尿薬は、高カリウム血症を生じることがあるので、カリウムを含む食品の摂取には注意が必要である。

逆に、サイアザイド系およびループ利尿薬の服用時には、低ナトリウム血症、低カリウム血症などの電解質異常、耐糖能低下や高尿酸血症、高中性脂肪血症などの代謝異常が発現することがある。低カリウム血症の予防には、カリウム含量の多い食品の摂取が有効である。

なお、医療用医薬品、一般用医薬品の中には制酸剤として炭酸水素ナトリウムを含む胃薬や、芒硝（ボウショウ）を含む漢方薬など、ナトリウムを多く含むものがある。該当の医薬品を服用している患者には、医薬品からの食塩摂取を考慮した上で栄養・食事指導をする必要がある（表1、2）。

栄養・食事指導への誘導

罹患初期に（あるいは予防的に）正しい食習慣を身につけてもらうことが望ましい。初めて降圧薬を処方された患者が処方せんを持って来局した際には、薬物治療と栄養・食事の管理を含む生活習慣の改善が治療の両輪であることを伝える。

患者の話を聞く中で、栄養・食事指導の必要性が高いと判断した場合には積極的に指導に導く。

具体的には「好きなものを好きなだけ食べてしまう」「食塩を減らせといわれても、どれくらい減らせばよいの分からない」「外食が多いので自分では食事の管理ができない」「減塩食はおいしくないので続きそうにない」などと訴える患者には、栄養・食事指導を検討すべきである。

降圧薬治療を長期間続けているが、治療効果が十分に出ていない患者についても栄養・食事指導を検討する。高血圧には食塩感受性高血圧と食塩非感受性高血圧があるが、食塩感受性高血圧の

表1 医療用医薬品に含まれる炭酸水素ナトリウム量（1日量）と食塩換算量の例

商品名	含まれる炭酸水素ナトリウム量（g）	食塩換算量（g）
炭酸水素ナトリウム	3.0～5.0	2.1～3.5
ビアサン	2.8～3.8	2.0～2.7
つくしA・M散	1.4～1.8	1.0～1.3
S・M配合散	0.9	0.6

表2 一般用医薬品に含まれる炭酸水素ナトリウム量（1日量）と食塩換算量の例

商品名	含まれる炭酸水素ナトリウム量（g）	食塩換算量（g）
太田胃酸	1.9	1.3
新キャベジンコーワS	0.9	0.6

出典：日経BP社「日経ドラッグインフォメーション」2012.08

場合には、食習慣の見直しが契機となり治療効果が向上することがある。

また、==健康診断の直後は健康への意識が高まっていることが多く、生活習慣改善の大きなチャンスである。==健康診断を受けた患者が来局した際、「どうしたら数値を改善できるだろうか」などと薬剤師に相談することがあるので、機会を逃さず栄養・食事指導に導くとよい。

アセスメント

基礎的な患者情報を聴取するとともに、患者の食生活や嗜好、調理は自分で行えるか、調理をしてくれる人が周囲にいるかなども聴取する。(→**基本的な確認項目は144ページ参照**)

1 1日の食塩摂取量の算出

1日の食塩摂取量を算出する方法としては、1日分の尿をすべてためておき、容量とナトリウム濃度から食塩相当量を算出する「24時間蓄尿検査」がある。しかし薬局や在宅では実施が困難であることから、一般的には食品ごとにエネルギー量や食塩相当量(あるいはナトリウム量)が掲載された「日本食品標準成分表」を活用する。

患者に1日の食事のメニューを思い出してもらい(あるいは記録を付けて持ってきてもらい)、近いと思われる食品・調味料を1つひとつ成分表で検索して、食塩相当量を調べる。または商品や飲食店の食品表示を参考にして概算値を得る。それらを合計して1日の食塩摂取量とする。

食塩相当量は、

$$食塩相当量(g) = ナトリウム量(mg) \times 2.54 \div 1000$$

で算出できる。

2 食習慣の確認

高血圧の発症と進展には、生活習慣が深く関わっている。患者の日常生活や嗜好を知ることでより有効なアドバイスができる。

患者から情報を引き出す質問項目としては、「外食やコンビニエンスストアを利用する頻度はどれくらいか」「インスタント食品を食べる頻度はどれくらいか」「加工食品はよく利用するか」「麺類は好きか、スープは飲み干すか」「飲酒はするか。頻度、酒量はどれくらいか」「味の好みはどうか(濃い味が好きか)」などが挙げられる。

栄養・食事指導

1 指導の方針[1)]

● 1日の食塩摂取量を6g未満に

調理能力が高い患者、あるいは調理能力が高い介助者と同居している患者に対しては、減塩メニューと調理方法を具体的に示す。

調理がほとんどできない(ほとんどしない)患者に対しては、外食でメニューを選ぶ際の注意点、弁当の選び方などを中心に指導する。

● カリウムの摂取を促す

ナトリウムの排出を促すために、カリウムの積極摂取を勧める。ただし腎障害を伴う患者では高カリウム血症のリスクが伴うので注意が必要である。

● DASH食の推奨

「DASH(Dietary Approaches to Stop Hypertension)食」は米国国立衛生研究所が提唱し、高血圧改善に効果を上げている食事で、飽和脂肪酸、コレステロールが少なくCa、K、Mg、食物繊維が多いのが特徴である。

疾患ごとの栄養・食事指導　高血圧

● 肥満がある場合はBMI 25未満に

BMIが25以上の肥満患者には、減量の指導も行う。(→60ページ「肥満症」の項参照)

2 調理能力が高い患者への指導
（調理能力が高い介助者がいる場合）

● 調味料の選び方

国際共同研究「INTERMAP」における日本独自の調査では、日本人の食塩の摂取源は、しょうゆが20%、みそ汁が10%、食塩が9%、その他のソースや調味料が4%であり、自分で使用量をコントロールしやすい調味料からの摂取が約4割を占めていた。従って減塩指導においては、これらの食塩含有量が高い調味料の使用量を減らすことをまず検討するとよい（**表3**）。

しょうゆは特に使用頻度が高いので、食卓に置くしょうゆを減塩タイプにしたり、別の調味料で代用することを勧める。濃口しょうゆには小さじ1杯（6g）当たり0.87gの食塩が含まれるが、減塩しょうゆにすると約半分になる。

ただし市販の減塩しょうゆにはナトリウムをカリウムで置き換えた商品もあるので、腎機能が低下している患者には注意が必要である。リスクが懸念される場合には、しょうゆにだし汁を加えて2分の1に薄めた「だし割りしょうゆ」を患者自身で作ることを勧めてもよい。市販品もある。

ちなみに濃口しょうゆと薄口しょうゆでは、薄口しょうゆの方が約2%塩分濃度が高く、置き換えても減塩にはならない。

食塩量の少ない調味料を有効に活用することは、おいしさを損なわないための重要なポイントである。代表的なものとしては酸味（酢、レモン、ゆずなど）、香辛料（トウガラシ、コショウ、カラシ、ワサビ、ニンニク、ショウガ、バジルなど）、香味野菜（シソ、ミョウガ、長ネギ、ミツバ、パクチーなど）、うま味（コンブ、ワカメ、キノコ類、貝類など）、その他、ゴマやクルミなどの香ばしさ、ゴマ油、オリーブ

表3　塩分1gを含む調味料の目安

調味料名	目安（さじ）
しょうゆ（5ml）	小1
減塩しょうゆ（10ml）	小2
みそ（10g）	小2
甘みそ（白みそ20g）	小4
ポン酢（10ml）	小2
ウスターソース（10g）	小2
とんかつソース（30g）	小6
中濃ソース（17g）	大1強
ケチャップ（30g）	大2
マヨネーズ（56g）	大4
ドレッシング（30g）	大3
有塩バター（50g）	大4

出典：日本食品標準成分表2015年版（七訂）を基に作成

オイルなどの風味、牛乳やヨーグルトなどの乳製品のコクが挙げられる。これらを有効に用いることで、無理なく食塩摂取量を減らせる。

野菜や肉を調理する際は、一切れ一切れを小さくすると味がしみ込みやすくなる。肉や魚を調理するときは、最初の下味で調味せず、最終の調理工程や食べる直前に調味する。食塩は食材の表面に直接つける。こうした工夫で、より少量の塩、しょうゆでも味が調えられるようになる。

例えばみそ汁の調理ではヨーグルトを加えることでうまみやコクを増すことができ、使用するみその量を半分にしても味が調う。（→**147ページのレシピ参照**）

● 食材の選び方

水産練り製品（かまぼこ、ちくわなど）、肉加工品（ハム、ベーコンなど）、レトルト食品、インスタント

食品などの加工食品は、保存や味付けのために食塩が多く使われる傾向にある。塩味をあまり感じない食品でも意外なほど多くの食塩が使われているので、患者が頻繁に摂取している場合は、食塩量を伝えて注意を促す。

ナトリウムの排出を促すカリウムは野菜や果物、いも類に多く含まれる。水に溶けやすいので、スープやみそ汁に野菜やいもを加えると効率よく摂取できる。みそ汁を具だくさんにすると汁の量が減り減塩にもつながる利点がある。

近年、様々な無塩・減塩食材が開発され、手軽に入手できるようになった。「無塩うどん」「無塩そうめん」「無塩そば」「無塩梅干し」などが市販されているので、患者に情報提供するとよい。

❸ ほとんど調理をしない患者への指導
（外食メニュー・弁当の選び方）

外食のメニューや弁当を選ぶ際には、食塩だけに着目せず、栄養のバランスがとれたものを選ぶことが大切である。主食、主菜、副菜がバランスよく入ったメニュー、弁当を選ぶよう指導する。栄養表示のある惣菜を単品で購入したり注文して組み合わせるとコントロールしやすい。

一般的に、外食や弁当は味付けが濃いものが多い。店舗内の厨房で調理している飲食店や惣菜店であれば、「減塩しているので、味を薄めにしてほしい」「しょうゆを控えめにしてほしい」と注文時に依頼すると応じてもらえることがある。

ラーメンやうどんなどの汁物の麺類は、1杯当たりの食塩含有量が6g以上と高い場合が多く、食べる回数を減らすことが望ましい。スープを飲み干さず残せば食塩摂取量は約半分にできる。

ハンバーガーの食塩含有量は2g程度、カレー、牛丼、親子丼の1人分は3g前後が多い。単品料理の場合は、サラダをつけると食物繊維やビタミン・ミネラルが補給でき、バランスが整う。

また、飲食店のテーブルに置いてある紅しょうがや福神漬け15gの食塩量は約1.0gと高いので、なるべく控えるよう指導する。飲食店にある調味料や付け合わせを使わなくても済むように、自宅から減塩しょうゆ、レモン汁、酢などの調味料を持参して使用するのも良いアイデアである。1回使い切りの小分け包装された減塩しょうゆも市販されている。

代表的な外食メニューや商品の食塩相当量を84～85ページに示している。同じカテゴリーの食品でもエネルギー量や食塩相当量は、店舗やメーカー、メニューごとに大きく異なる。エネルギー量や食塩相当量はインターネットなどで公表されていることが多いので、患者がよく利用する店舗や商品について調べてみるよう促す。

健康志向層に向けて食塩相当量を低くしたメニューを品揃えしている場合があるので、積極的に利用するとよい。

ただしかなりの努力をしても、外食や弁当で「1食当たり食塩2g未満」を達成するのは難しい。従って外食・弁当が多い患者に対しては、「1日あるいは2日単位で減塩目標を達成できればよい」とアドバイスする。昼に外食でラーメンを食べてしまったら、夕食と翌朝の朝食で食塩摂取を減らすことを意識し、1日トータルで「6g未満」に近づけられればよい。

● 間食、菓子について

スナック菓子やつまみは、食塩含有量が高いものが多いので、食べる頻度を少なくするよう指導する。ポテトチップス（25g当たり約0.3g）は食塩が多い菓子として認識されているが、さきイカ（20g当たり約1.4g）の方が食塩含有量は高い。一般的に、乾き物は食塩量が高いので食べ過ぎに注意が必要である。間食をするのであれば、カリウムが豊富なバナナ、リンゴなどの果物を勧める。ただし患者に腎疾患、糖尿病の合併がないことを確認することが重要である。

● アルコール摂取と「酒のつまみ」

　飲酒は高血圧の原因になるのでやめることが望ましい。「やめられない」と訴える患者には、飲酒の頻度を毎日から2日に1回に、あるいは酒量を500mlのビール1缶から350ml1缶にするなど、回数や量を段階的に減らすことを提案してみる。

　アルコールの適量はエタノールで男性20〜30ml（おおよそ日本酒1合、ビール中瓶1本、焼酎半合弱、ウイスキー・ブランデーダブル1杯、ワイン2杯弱に相当）/日以下、女性はその約半分の10〜20ml/日以下とされている。

　なお、「酒のつまみ」として食塩量の多いものが選ばれやすいことにも注意が必要である。つまみを食べるのであればスナック菓子や干物を避けて、味付けの調整ができるエダマメ、冷奴、野菜スティック、刺身などを選び、しょうゆや塩をできるだけ使わず食べるよう指導する。

　アルコールの摂取量を減らしたりやめたりすることは患者にとって困難な場合が多い。達成可能な目標を示しつつ、粘り強く継続して指導することが大切である。

4 フォローアップ

　食習慣の改善はいったんスタートできても、継続が難しい。患者自身で「食塩摂取量6g未満」が達成できたかどうかを振り返り、達成感が持てることが大切である。そのために食べた食品、食塩相当量、エネルギー量などを記録するようアドバイスする。

　外食時には、食事や栄養表示を携帯電話のカメラで撮影し、後で食品成分表をみて食塩相当量を算出するとよい。

　1〜2カ月に一度、患者に食事記録を持ってきてもらい、あるいは聞き取りをして成果を確認する。減塩目標が達成できなかった日が多い患者に対しては、原因を分析して新たな行動目標を検討する。

特定保健用食品などの活用[2]

　血圧が高めの人向けの特定保健用食品（トクホ）が市販されている。「ラクトトリペプチド」「かつお節オリゴペプチド」を関与成分とするトクホはACE活性を抑制し、血圧降下作用を発揮すると考えられる。

　関与成分が「杜仲葉配糖体」のトクホは副交感神経系の刺激作用、「γ-アミノ酪酸」のトクホは末梢交感神経系の抑制作用を持つと考えられる。

　降圧薬を服用している患者がトクホを使用していることが分かった場合、あるいは新たに使用したいと訴えた場合には、医師に相談するよう伝える。

在宅栄養・食事指導

　在宅患者に対する管理栄養士の栄養・食事指導も積極的に検討する。薬剤師が薬剤管理指導で在宅訪問した際に栄養・食事指導が必要であると考えたら、ケアマネジャー、主治医に管理栄養士の介入を提案する。

　食卓やキッチンに置かれている調味料や食品について、患者と一緒に表示などを確認し、食塩含有量が高いものはどれかを認識してもらうとよい。

　ただし減塩メニューにしたことで食欲低下が起こる場合があるので注意が必要である。指導の際には、必要な栄養量の不足がないかを確認し、低栄養にならないよう十分に配慮する。

参考文献
1) 高血圧治療ガイドライン2014、日本高血圧学会高血圧治療ガイドライン作成委員会編、ライフサイエンス出版、東京、2014
2) 国立健康・栄養研究所「健康食品」の安全性・有効性情報、https://hfnet.nih.go.jp/contents/sp_health.php

栄養・食事指導 1

35歳男性のAさんは、近くの診療所で今回初めて降圧薬を処方されました。処方せんを持って薬局を訪れ、次のように話しました。

> 運動は体によいと思って毎朝ウォーキングを始めましたが、血圧が下がらず薬を飲むことになりました。医師からは「運動はいいことですから続けてください。それから食塩をとり過ぎていると薬の効果がしっかり出ないので気をつけてください。野菜もたくさん食べてください」といわれました。でもどうすれば食塩の量が減らせるのか分かりません。営業で外回りが多くて、お昼はいつも外食です。ラーメンが大好きです。一人暮らしですが、簡単な自炊はしています。

● 処方せん

アムロジピン錠5mg　1回1錠（1日1錠）
　　　1日1回　朝食後　30日分

● 栄養・食事アセスメントの結果

昨日の食事
　朝：ご飯、みそ汁、納豆、目玉焼き
　昼：ラーメン
　夕：ご飯、しょうが焼き、みそ汁
・1日のエネルギー量：2200kcal
・食塩相当量：12g

栄養・食事指導の例

医師がAさんに言われたように、高血圧の治療効果を上げるには、薬をきちんと飲むことに加えて食事や運動も大切です。

Aさんは運動はしっかりされているので、食事の管理もがんばってみましょう。食塩のとり過ぎは、高血圧の原因の一つです。1日の食塩量6g未満が一つの目安となります。Aさんの現在の食塩摂取量は12gですから、ちょうど半分くらいです。

ラーメンが好きでよく食べること、野菜不足が心配です。また、ラーメンは食塩をたくさん含んでいて1杯で6gを超えていることが多いです。食べる頻度を減らすようにしましょう。食べるときには、スープを残すと食塩摂取量を少なくできます。

飲食店のメニューや弁当は、店舗やメーカーによって食塩量が大きく違います。食塩量が少ないメニューや商品もあるので、よく行く飲食店のメニューやよく買う商品について、店頭、あるいはインターネットなどで調べてみてください。

朝ご飯をしっかり食べているのは、とてもよいことだと思います。ただ、しょうゆを使うメニューが多いので、使い過ぎに注意してください。市販の「減塩しょうゆ」や「だし割りしょうゆ」を代わりに食卓に置いておくと減塩に効果的です。

野菜の摂取を補うために、みそ汁には野菜をたくさん入れるとよいです。ホウレンソウ、キャベツ、カボチャなどにはカリウムという成分が多く入っているので、血圧を下げる効果も期待できて一石二鳥ですよ。

疾患ごとの栄養・食事指導　**高血圧**

栄養・食事指導 2

最近、健康診断を受けた50歳女性のBさんは、夫の処方せんを持って薬局に薬をもらいにきた際、次のように話しました。

> 若いときからずっと血圧は低かったんです。それなのに、この前の健康診断で血圧が138/88mmHgでした。高血圧寸前だとびっくりして、1週間前から「血圧が高めの方へ」というトクホの「杜仲茶」を飲み始めました。まだ全然変化がないんだけど、トクホって本当に効くんでしょうか。食事は毎日自分で作っています。塩やしょうゆをたくさん入れない方が健康にいいのはわかっているけど、濃い味付けが好きなので、塩気がなくなるとおいしくできないんじゃないかと悩んでいます。

● 処方せん
なし

● 栄養・食事アセスメントの結果
昨日の食事
　朝：ご飯、みそ汁、焼きサケ、サラダ
　昼：チャーハン、みそ汁、きんぴら
　夕：ご飯、みそ汁、肉じゃが、サバのみそ煮
・1日のエネルギー量：1800kcal
・食塩相当量：15g

栄養・食事指導の例

　トクホを飲んだり料理を手作りされたり、健康に気を付けていますね。特定保健用食品「トクホ」は「血圧が高めの方へ」といった表示を国が許可している食品です。ただし薬ではなく、あくまでも食品です。また、日頃の食事で食塩やエネルギーをとり過ぎていると十分な効果が見込めません。

　高血圧になるのを予防するために、まずは毎日の食事をよりBさんにあったものにしていきましょう。食塩の摂取が多過ぎると高血圧になりやすいです。高血圧の人の食塩摂取目安は1日に6g未満です。塩そのものに加え、しょうゆ、みそなど塩分が高い調味料の使い過ぎに注意が必要です。調理の際に、どれだけ調味料を使ったかが自分で把握できるように、目分量でなく、計量カップや計量スプーンを使うようにしてくださいね。

　食材はやや小さ目に切って、塩やしょうゆはなるべく仕上げの段階で、食材の表面にかけるようにすると少量でも味がしっかりつきます。またハーブや香辛料を活用したり、柑橘果汁、酢などで代用すると、おいしい減塩料理ができます。

　ベーコンやハム、干物などを使うと、素材自体に食塩が多く含まれていることから、塩分が多い料理になりがちです。食材としてはできるだけ生の肉や魚、野菜を使うようにしましょう。減塩料理のレシピを差し上げますのでぜひ試してみてください。（→**147ページのレシピ参照**）

　全部一度にやる必要はありません。できることから始めてみましょう。

骨粗鬆症

- 骨に関わる栄養素は多いため栄養バランスのよい食事を指導
- カルシウムの推奨摂取量は食品から700〜800mg/日
- リン、食塩、アルコール、カフェインのとり過ぎにも注意を促す

疾患と栄養・食事

　高齢化に伴いわが国では骨粗鬆症の患者が年々増加している。「骨粗鬆症の予防と治療ガイドライン2015年版」によると患者数は1300万人と推測される。骨粗鬆症の原因は、加齢や閉経による女性ホルモンの減少、栄養不足など多岐にわたる。甲状腺機能亢進症や胃摘出後などに続いて起こる続発性骨粗鬆症もある[1]。

　骨粗鬆症の予防のために最も重要なことは、成長期に十分な栄養をとり、運動をして、骨量を十分増加させておくことである。しかし最大骨量が高い人であっても、骨粗鬆症を発症することがあり、特に女性は閉経後に骨量が急速に減少するため、注意が必要である。従って骨量減少者を早期にスクリーニングして、さらなる骨量減少を防ぐために栄養指導、運動指導などを考慮する必要がある。既に骨量が著しく低下した高齢者には、転倒予防の指導も重要である[1]。

　カルシウムは骨を構成する重要なミネラル成分の一つである。成人体重の1〜2%を占め、約99%が骨や歯などの硬い組織に存在する。残りの約1%は細胞や血液中に存在している[2]。

　骨粗鬆症の予防、治療にはカルシウムの充足が不可欠である。健康な人が摂取すべきカルシウム量は年齢・性別で異なる(表1)。

　一方、厚生労働省の「国民健康・栄養調査(2015年)」によると、日本人のカルシウム摂取量は男性平均529mg/日、女性平均507mg/日にとどまっている。推奨量に達していない年齢層も多く、特に成長期、高齢者においては大幅な不足が懸念される。なお、成人期以降の骨粗鬆症の治療においては食品から700〜800mg/日のカルシウム摂取が勧められている[1]。

　骨に関わる栄養素はカルシウムだけではない。例えばビタミンDは腸管でのカルシウムの吸収効率を高め、骨のリモデリングを促進する。また、ビ

表1　カルシウムの推奨量(mg/日)

年齢(歳)	男性	女性
12〜14	1000	800
15〜17	800	650
18〜29	800	650
30〜49	650	650
50〜69	700	650
70歳以上	700	650

※ 耐用上限量(健康障害をもたらすリスクがないとみなされる習慣的な摂取量の上限量)は成人の場合男女ともに2500mg/日

出典:厚生労働省「日本人の食事摂取基準」(2015年版)を参考に作成

タミンKは骨基質たんぱく質「オステオカルシン」を活性化したり、尿中へのカルシウム排泄量を減少させる作用を持つ[3]。

一方、リンやナトリウムを過剰摂取すると、尿中カルシウム排泄量増大の原因となる。食品添加物としてリンはインスタント食品や炭酸飲料などに多く含まれている。

過量のアルコール摂取や喫煙は大腿骨近位部骨折リスクを上昇させる[1]。骨粗鬆症の栄養・食事指導は、カルシウムの積極摂取のみならずほかの栄養素の充足、過剰摂取の回避なども念頭に、総合的に実施することが大切である。

表2 主な経口薬のカルシウム含有量例

商品名	1日用量中のCa量
アスパラ-CA錠200	133.8
乳酸カルシウム	260〜650
乳石錠500mg「ファイザー」	260〜650
カルチコール末	90〜450
塩化カルシウム「ヤマゼン」	810〜1620
リン酸水素カルシウム	690
デノタスチュアブル配合錠	610
沈降炭酸カルシウム	400〜1200

※Ca補給の適応を持たないものも含む
2017年1月現在の添付文書を基に作成

薬物療法と栄養・食事

骨粗鬆症の治療は薬物治療が中心となる。主に、ビスホスホネート製剤（エチドロン酸二ナトリウム）、SERM（選択的エストロゲン受容体モジュレーター）製剤、カルシトニン製剤、ビタミンK_2製剤、PTH（副甲状腺ホルモン）製剤、活性型ビタミンD_3製剤などが使われる。

ビスホスホネート製剤は消化管からの吸収率が低く、同時摂取した食事の影響を強く受けるため食間服用とされている。また、多価の陽イオンとキレートを形成して吸収率が低下するため、カルシウム、マグネシウムなどを多く含むミネラルウォーターと一緒に飲まないよう指導する。

閉経後の女性は、SERMの服用により血中トリグリセリドが上昇することがあるので、検査値を定期的に確認して、適切な食事指導を実施必要がある。

骨の形成にはビタミンKの充足も大切である。ビタミンKは主に食事から摂取される栄養素であるが、体内の腸内細菌によっても産生される。

活性型ビタミンD_3製剤は高カルシウム血症を生じる危険があるので、服用中の患者にはカルシウムを多く含む食品の摂取に注意を促す。

経口カルシウム製剤のカルシウム含有量は様々である（**表2**）。また、一般用医薬品の中には制酸剤として沈降炭酸カルシウムを含む胃薬など、カルシウム高含有のものがある。薬剤からのカルシウム摂取量を考慮して、栄養・食事指導をする必要がある。特に患者が栄養補助食品などを摂取している場合、過剰摂取になりやすいので注意が必要である。

ビタミンD_3製剤と経口カルシウム製剤の併用により、高カルシウム血症のリスクが高まる可能性も報告されている。特に腎機能が低下している患者には注意を要する。

栄養・食事指導への誘導

骨粗鬆症の薬が処方された患者から、「医師にカルシウムをとるように言われたが、どんな食事をすればよいのか分からない」「乳製品は苦手」「乳糖不耐症で牛乳が飲めない」などといった訴えが聞か

れたら、積極的に栄養・食事指導に誘導すべきである。

予防的な栄養・食事指導も大切である。閉経後の女性のみならず、痩せ志向の若年女性、過去に過度なダイエットをしたことがある女性なども対象とする。若年期の偏った食習慣が骨粗鬆症の発症リスクを高めることを伝え、適切な食事習慣を身につけるよう指導する。

表3　カルシウム自己チェック表

		0点	0.5点	1点	2点	4点	点数
1	牛乳を毎日どのくらい飲みますか？	ほとんど飲まない	月1〜2回	週1〜2回	週3〜4回	ほとんど毎日	
2	ヨーグルトをよく食べますか？	ほとんど食べない	週1〜2回	週3〜4回	ほとんど毎日	ほとんど毎日2個	
3	チーズ等の乳製品やスキムミルクをよく食べますか？	ほとんど食べない	週1〜2回	週3〜4回	ほとんど毎日	2種類以上毎日	
4	大豆・納豆など豆類をよく食べますか？	ほとんど食べない	週1〜2回	週3〜4回	ほとんど毎日	2種類以上毎日	
5	豆腐、がんも、厚揚げなど大豆製品をよく食べますか？	ほとんど食べない	週1〜2回	週3〜4回	ほとんど毎日	2種類以上毎日	
6	ほうれん草、小松菜、チンゲン菜などの青菜をよく食べますか？	ほとんど食べない	週1〜2回	週3〜4回	ほとんど毎日	2種類以上毎日	
7	海藻類をよく食べますか？	ほとんど食べない	週1〜2回	週3〜4回	ほとんど毎日		
8	シシャモ、丸干しいわしなど骨ごと食べられる魚を食べますか？	ほとんど食べない	月1〜2回	週1〜2回	週3〜4回	ほとんど毎日	
9	しらす干し、干し海老など小魚類を食べますか？	ほとんど食べない	週1〜2回	週3〜4回	ほとんど毎日	2種類以上毎日	
10	朝食、昼食、夕食と1日に3食を食べますか？		1日1〜2食		欠食が多い	きちんと3食	

合計点数	判定	コメント
20点以上	良い	1日に必要な800mg以上とれています。このままバランスのとれた食事を続けましょう。
16〜19点	少し足りない	1日に必要な800mgに少し足りません。20点になるよう、もう少しカルシウムをとりましょう。
11〜15点	足りない	1日に600mgしかとれていません。このままでは骨がもろくなっていきます。あと5〜10点増やして20点になるよう、毎日の食事を工夫しましょう。
8〜10点	かなり足りない	必要な量の半分以下しか取れていません。カルシウムの多い食品を今の2倍とるようにしましょう。
0〜7点	まったく足りない	カルシウムがほとんどとれていません。このままでは骨が折れやすくなってとても危険です。食事をきちんと見直しましょう。

出典：骨粗鬆症の予防と治療ガイドライン作成委員会編集「骨粗鬆症の予防と治療ガイドライン2015年版」

アセスメント

基本的な患者情報とともに、食習慣や嗜好などを確認する。調理を自分で行うことができるか、調理をしてくれる人が周囲にいるかについても聴取しておく。高齢者に対しては、低栄養ではないかの評価も必要である。

カルシウムに加えて、ビタミンD、ビタミンKの摂取状況を確認し、それぞれについて推奨摂取量との乖離を算出する。カルシウムの吸収を阻害する食塩、リンなどの摂取状況も把握しておく。

1 カルシウム摂取量の算出方法

1日当たりのカルシウム摂取量は、文部科学省の「日本食品標準成分表」を使って算出することができる。患者に、1日の食事内容を書いてきてもらうか、その場で思い出してもらう。それぞれの食品を日本食品標準成分表で検索し、含まれるカルシウム量を調べることで、1日の摂取量が算出できる。52ページの表1で患者の性別・年齢に対応する推奨量を確認して乖離を把握する。

なお、自動で栄養価の計算をしてくれるスマートフォン向けアプリが開発されているので活用してもよい。1日の食事内容を入力するだけで、簡易的にカルシウム摂取量が算出できる。

より簡便なツールとしては、「骨粗鬆症の予防と治療ガイドライン2015年版」の「カルシウム自己チェック表」がある。患者に10項目の質問に答えてもらうことで、カルシウムの摂取傾向を知ることができる（**表3**）。

2 ビタミンD摂取量

1日当たりのビタミンD摂取量は日本食品標準成分表を使って算出できる。スマートフォンのアプリでも簡易算出ができる。

「国民健康・栄養調査（2015年）」によると、ビタミンDの1日平均摂取量は男性7.9μg、女性7.2μgである。「骨粗鬆症の予防と治療ガイドライン2015年版」では、骨粗鬆症の治療では1日当たり10～20μgのビタミンD摂取が推奨されている。ただしビタミンDは耐容上限量が定められており、過剰摂取に注意が必要である。

ビタミンDは食品からの摂取のほか、体内（皮膚）でも合成される。ただしそのためには紫外線を含んだ日光に当たる必要がある。高齢者は脂質の吸収低下、皮膚でのプロビタミンD生成の減少、日光に当たる機会の減少などの理由でビタミンDが合成されにくいことがある[1]。日光浴の習慣があるかを確認しておく。

3 ビタミンK摂取量

1日当たりのビタミンK摂取量は「日本食品標準成分表」を使って算出できる。スマートフォンのアプリでも簡易算出可能である。

「国民健康・栄養調査（2015年）」によると、ビタミンKの1日平均摂取量は男性248μg、女性236μgである。「骨粗鬆症の予防と治療ガイドライン2015年版」では、骨粗鬆症の治療においては1日当たり250～300μgの摂取が勧められている。

ビタミンKは納豆や緑黄色野菜に豊富に含まれる。納豆1パック（50g）に約300μg含まれるので、毎日食べる習慣があればビタミンKは充足していると考えてよい。

ビタミンKの積極摂取を勧める際には、患者がワルファリンを服用していないかしっかり確認する。服用していない場合でも、過剰摂取には注意が必要である。

4 生活習慣の確認

喫煙、過度の飲酒習慣があるかを確認しておく。運動の頻度、程度といった運動習慣についても確認する。運動習慣には、骨量減少が抑制されると

表4 カルシウムを多く含む食品

食品	1回使用量	カルシウム量（mg）
普通牛乳	コップ1杯（200ml）	227
脱脂粉乳（スキムミルク）	20g（大さじ3）	220
プロセスチーズ	1切れ（20g）	126
ヨーグルト・全脂無糖	100g	120
干しエビ	大さじ1（5g）	355
イワシ丸干し	2尾（40g）	176
シシャモ	2尾（40g）	132
がんもどき	1個（80g）	216
木綿豆腐	1/4丁（75g）	65
納豆	1パック（50g）	45
いりゴマ	大さじ1（9g）	108
コマツナ	1/3束（100g）	170

出典：文部科学省「日本食品標準成分表2015年版（七訂）」を参考に作成

のエビデンスがある[1]。

栄養・食事指導

1 指導の方針

● バランスのよい食事を指導

骨粗鬆症の治療のためには、カルシウム、ビタミンD、Kのほか、たんぱく質、マグネシウム、ビタミンB群（B_6、B_{12}、葉酸）、ビタミンCなども必要である[3]。エネルギーおよび栄養素をバランスよくとることが大切であり、1食の中で主食・主菜・副菜を揃えるように指導する。朝食や昼食を抜いている場合には1日3食とるように指導する。

● カルシウム、ビタミンDの摂取を促す

カルシウムを多く含む食品、例えば牛乳・乳製品、小魚、ダイズ・ダイズ製品、緑黄色野菜、海藻などを積極的に摂取するよう促す（表4）。特に牛乳、ヨーグルト、チーズは手軽に摂取でき、カルシウム含有量も多い。

カルシウムの吸収を助けるビタミンDは魚介類、きのこ類に含まれるが、それ以外の食品にはほとんど含まれない[4]。魚介類の中ではサケ、マスなどに特に多く、キノコ類では乾燥したキクラゲやシイタケに多い。皮膚でのビタミンD合成を高めるために、日光浴が大切であることも伝える。

● ナトリウム、リンなどを減らす指導

ナトリウムはカルシウムの尿中排泄を増加させるので、多く含む食品（みそ、しょうゆなどの調味料、漬物など）の過剰摂取を避けるよう指導する。（→44ページ「高血圧」の項参照）

リンは骨格を形成する栄養素の一つであるが、摂取し過ぎるとカルシウムの吸収を阻害する。食品添加物としてリン酸塩がカップ麺などのインスタント食品、ハムなどの加工食品、清涼飲料水などに

広く利用されているので[5]、これらのとり過ぎには注意が必要である。

カフェイン、アルコールの多量摂取も避けるよう指導する。

2 調理能力が高い人への指導
（調理能力が高い介助者がいる場合）

多様な食品を組み合わせつつ、カルシウムを多く含むメニューを毎食1品以上取り入れるよう指導する。「サケのクリーム煮」「豆腐のキノコあんかけ」など、カルシウムが豊富な食品とビタミンDが豊富な食品を組み合わせられればなおよい。

牛乳を直接飲むのが苦手な人には、シチューなどの料理に、牛乳やスキムミルクを加えることを提案する。スキムミルクを台所や食卓に常備しておくようアドバイスするとよい。エネルギーを控えたい人には牛乳の代わりに低脂肪乳を飲むよう勧める。乳糖不耐症の人には、あらかじめ乳糖が分解された乳飲料も販売されている。なお、通常のスキムミルクには乳糖が含まれており、乳糖不耐症の人には適さない。

ナトリウムの過剰摂取を避けるために、味付けはだしや香辛料、酸味などを活用して、塩分控え目にするよう指導する（→44ページ「高血圧」の項参照）。

3 ほとんど調理をしない人への指導
（外食メニュー・弁当の選び方）

外食メニューや弁当を選ぶ際には、主食・主菜・副菜が揃い、栄養バランスがとれたものを選ぶよう指導する。一般的に、外食のメニュー、弁当は味付けが濃いものが多い。食塩の過剰摂取にならないよう注意を促す。

毎朝コップ1杯の牛乳を飲むことを習慣化すれば、手軽にカルシウム摂取が行える。牛乳やヨーグルト、チーズは間食にも適している。食間にコーヒー、紅茶、ココアなどを飲む習慣があれば、牛乳を入れることで手軽にカルシウムが摂取できる。

乳酸菌飲料やアイスクリームにもカルシウムが含まれるが、エネルギー過剰につながらないよう注意を促す。

特定保健用食品などの活用

骨の健康が気になる人に向けた「特定保健用食品（トクホ）」が市販されている。カルシウム、ビタミンK、大豆イソフラボン、乳塩基性たんぱく質（MBP）といった関与成分を含み、骨吸収の抑制、骨形成促進効果などの表示が許可されている[6]。

通常の食事でカルシウムが充足しにくい場合、サプリメントや健康食品の活用は有効であると考えられる。ただし摂取しやすい半面、カルシウムの過剰摂取と心血管疾患との関連が報告されており、現時点ではサプリメントとして1回に500mg以上摂取しないように注意が必要である[1]。

骨粗鬆症の患者が健康食品やサプリメントを使用していることが分かった場合、あるいは新たに使用したいと訴えた場合には、「治療に影響する可能性もあるので医師に相談してください」と伝える。

参考文献
1) 日本骨粗鬆症学会、日本骨代謝学会、骨粗鬆症財団編集「骨粗鬆症の予防と治療ガイドライン2015年版」、http://www.josteo.com/ja/guideline/
2) 基礎栄養学第5版、吉田勉編著、医歯薬出版、東京、2015
3) NST臨床栄養療法スタッフマニュアル、清野裕、医学書院、東京、2009
4) 文部科学省「日本食品標準成分表2015年版（七訂）」、http://www.mext.go.jp/a_menu/syokuhinseibun/1365295.htm
5) 東京都「食品衛生の窓」、http://www.fukushihoken.metro.tokyo.jp/shokuhin/
6) 厚生労働省「大豆及び大豆イソフラボンに関するQ&A」、http://www.mhlw.go.jp/houdou/2006/02/h0202-1.html

栄養・食事指導 1

53歳女性のAさんは近くの病院で今回初めて骨粗鬆症治療薬を処方されました。薬局の勧めで栄養・食事指導を受けた際、次のように話しました。

> 腰が痛くて病院を受診したら、検査で骨量が少ないことが分かり、薬を飲むことになりました。先生からは「骨を強くするために毎日、牛乳をコップ1杯飲むといいですよ」と言われました。牛乳にカルシウムがたくさん含まれているのは分かっているのですが、牛乳は昔から苦手なんです。食事は以前は3食作っていましたが、腰が痛くなってから、夜は外食することもあります。ファミリーレストランに月に2、3回通っています。朝食、昼食は必ず自分で作ります。できるだけ栄養バランスがよくなるよう気を付けています。

● 処方せん

ラロキシフェン塩酸塩錠 60mg
1回1錠(1日1錠)
　　　1日1回朝食後　28日分

● 栄養・食事アセスメントの結果

昨日の食事
　朝:食パン、コーンスープ、サラダ、目玉焼き
　昼:ご飯、みそ汁、焼き魚、漬物
　夕:ワカメうどん

・1日のエネルギー量:1500kcal
・カルシウムの摂取量:400mg/日

栄養・食事指導の例

Aさんの現在のカルシウムの摂取量は約400mg/日です。骨粗鬆症の治療中の患者さんは食品から700〜800mg/日くらいカルシウムをとるとよいとされているので、あと400mg/日くらい摂取できるとよいですね。

カルシウムが豊富な食品としては、牛乳のほかにもチーズ、ヨーグルト、がんもどき、豆腐、納豆、生揚げ(厚揚げ)などがあります(→56ページ表4参照)。納豆に含まれるカルシウムは1パック当たり45mgほどですが、骨を作るために大切なビタミンKという成分も豊富です。

料理をよくするとのことなので、いつものメニューにスキムミルクを加えるといった工夫をしてみてはどうでしょうか。スキムミルク大さじ3杯には、牛乳コップ1杯(200ml)とほぼ同じ約200mgのカルシウムが含まれます。スープやカレー、炒め物などに加えると、おいしくカルシウムを強化できますよ。

腰が痛いときは無理をせず、外食をしたり惣菜を買ってきて食べてもよいと思います。外食や弁当を選ぶ際は多種類の食材がバランスよく入ったものを選ぶとよいですね。

疾患ごとの栄養・食事指導　**骨粗鬆症**

栄養・食事指導 2

70歳男性のBさんは、近くの病院で骨粗鬆症と診断され、薬を飲み始めました。2回目の診察の帰りに薬局で栄養・食事指導を受け、次のように話しました。

> 薬は本当は嫌いなんです。骨粗鬆症の友人が「トクホがいいよ」って言っていたのですが、効果があるのなら今日からでも始めたいです。半年前に退職して、平日でも家でスナック菓子を食べながらお酒を飲むことが多くなりました。妻はまだ働いているので、昼はインスタントラーメンや冷凍食品がほとんどです。朝食と夕食はいつもは妻が作ってくれますが、週に1回の夜勤の日には、外食したり、コンビニエンスストアで弁当を買って食べています。好きなメニューはラーメンです。

● 処方せん

エルデカルシトールカプセル 0.75μg
1回1錠（1日1錠）
　　1日1回朝食後　28日分

リセドロン酸ナトリウム錠 2.5mg
1回1錠（1日1錠）
　　1日1回起床時　28日分

● 栄養・食事アセスメントの結果

昨日の食事
　朝：トースト、目玉焼き、サラダ、コーヒー
　昼：カップラーメン、ポテトチップス
　夕：コンビニの弁当

・1日のエネルギー量：2100kcal
・カルシウムの摂取量：200mg/日
・食塩相当量：12g/日

栄養・食事指導の例

「特定保健用食品（トクホ）」には「骨密度を高める」などと表示された商品もあります。しかし骨粗鬆症の薬の代わりにはなりません。今の薬と並行してトクホを飲んでもよいかについては、主治医に相談してみてください。

Bさんの現在のカルシウム摂取量は約200mg/日です。推奨摂取量は食品から700〜800mg/日なので不足気味です。カルシウムが豊富な牛乳、チーズ、ヨーグルト、がんもどき、豆腐、納豆、生揚げ（厚揚げ）などを積極的にメニューに加えてもらうよう、奥様に伝えてください。例えば朝食のコーヒーに牛乳を加える、和食の場合は納豆を1品そえる、といった工夫でカルシウムの強化ができます。

カップラーメンやスナック菓子にはリンや食塩がたくさん含まれることが多いです。リンや食塩を過剰に摂取すると、せっかく食品から摂取したカルシウムが体に吸収されにくくなります。代わりにおかずの品数が多い弁当や定食、つまみであれば小魚が入ったスナックなどがお勧めです。

飲酒の習慣は骨粗鬆症患者の骨折リスクを高めるといわれています。あまり酒量が多くならないよう注意してください。

肥満症

- 摂取エネルギーを25kcal×標準体重（kg）以下を目安とし、3％以上の減量を目指す
- 食習慣、ライフスタイルをしっかり聞き、実施可能な改善策を提案する
- 間食、早食い、偏食の是正、栄養成分表示の見方なども指導する

疾患と栄養・食事

肥満とは脂肪組織に脂肪が過剰に蓄積した状態をいい、BMI（Body Mass Index）≧25kg/m^{2}で判定される[1]。厚生労働省の国民健康・栄養調査（2015年）によると、わが国の肥満者の割合は男性29.5％、女性19.2％である。最近10年間では、男性の肥満の割合に有意な変化はないが、女性は有意に減少している[2]。

日本肥満学会では、治療の対象となる肥満とそうでない肥満を明確にするために、肥満に関連して

図1 肥満の判定と肥満症の診断基準

肥満の定義
脂肪組織に脂肪が過剰に蓄積した状態で、体格指数（BMI）＝体重[kg]/身長[m]^2≧25のもの

肥満の判定
身長あたりのBMIをもとに右表のごとく判定する

肥満症の定義
肥満症とは肥満に起因ないし関連する健康障害を合併するか、その合併が予測される場合で、医学的に減量を必要とする病態をいい、疾病単位として取り扱う

肥満症の診断
肥満と判定されたもの（BMI≧25）のうち以下のいずれかの条件をみたすもの
1) 肥満に起因ないし関連し、減量を要する（減量により改善する、または進展が防止される）健康障害を有するもの
2) 健康障害を伴いやすい高リスク肥満
ウエスト周囲長のスクリーニングにより内臓脂肪蓄積を疑われ、腹部のCT検査によって確定診断された内臓脂肪型肥満

肥満度分類

BMI (kg/m^2)	判定	WHO基準
<18.5	低体重	Underweight
18.5≦〜<25	普通体重	Normal range
25≦〜<30	肥満（1度）	Pre-obese
30≦〜<35	肥満（2度）	Obese class Ⅰ
35≦〜<40	肥満（3度）	Obese class Ⅱ
40≦	肥満（4度）	Obese class Ⅲ

注1) ただし、肥満（BMI≧25）は医学的に減量を要する状態とは限らない。なお標準体重（理想体重）はもっとも疾病の少ないBMI 22を基準として、標準体重（kg）＝身長（m）^{2}×22で計算された値とする。

注2) BMI≧35を高度肥満と定義する

出典：日本肥満学会編「肥満症診療ガイドライン2016」

発症する健康障害があり、医学的に減量が必要な状態を「肥満症」と定義している。また健康障害が現在なくても将来的に発生するリスクが高い内臓脂肪型肥満も肥満症として扱う（**図1**）。

なお、内臓脂肪の蓄積に血圧高値・高血糖・脂質代謝異常が合わさり、心血管疾患を招きやすくなった病態をメタボリックシンドロームと呼ぶ。

近年は、体脂肪蓄積と骨格筋減少の特徴をあわせ持つ「サルコペニア肥満」も問題となっている。ダイエットによる極端な減量、リバウンドを繰り返していると、サルコペニア肥満につながる可能性もある。サルコペニア肥満は、通常のサルコペニアよりも心血管イベントの発症リスク、および死亡のリスクを高めると考えられている[1]。

肥満は原因が不明である原発性肥満と、特定の疾患に起因する二次性肥満に分類される。肥満・肥満症の成因は、食事、飲酒、身体活動、睡眠、喫煙、心理社会的・社会経済的要因、性ホルモンや加齢、生活スタイルなど様々考えられる。治療については、薬物治療などを検討する前に、3～6カ月で3％以上の減量を目標とした生活習慣改善が推奨されている。中でも食事は最も重要な改善ポイントであり、食事療法は肥満症治療の基本となる。

薬物療法と栄養・食事

肥満症の治療薬として、食欲抑制薬や消化・吸収阻害薬などが各種開発されている。日本で承認されている治療薬は、現在のところ、食欲抑制薬のマジンドール（サノレックス）と消化酵素阻害薬のセチリスタット（オブリーン）のみである。

マジンドールは、食事療法や運動療法を実施したが効果が不十分だった高度肥満症（肥満度が標準体重プラス70％あるいはBMI 35kg/m²以上）における食事療法、運動療法の補助として使われる。依存が生じやすく、投与期間は短く（3カ月以内）設定されている。飲酒習慣があるとめまいなどの副作用が出やすいので、注意が必要である。

セチリスタットは、2型糖尿病と脂質異常症が合併していて、食事療法・運動療法を行ってもBMIが30kg/m²を下回らない患者に使用する。依存性はなく、投与期間の制限もない。ただし副作用として下痢、脂肪便が非常に起こりやすい。特に食事からの脂質摂取量が多いほど起こりやすいので、患者に注意を促す。

栄養・食事指導への誘導

処方せんを持って来局した患者が、「医師から減量を勧められた」と話すことは少なくない。食事、運動、喫煙習慣などを中心に、患者のライフスタイルを聴取して肥満の原因を探り、指導につなげる。

食事の改善により体重や内臓脂肪を減少させることが肥満改善の基本となり、減量のためには摂取エネルギーの制限が有効である。

肥満者、肥満症患者の中には、「しっかり運動しているので自分は食事制限はしなくて大丈夫」「食事は唯一の楽しみなので制限はしたくない」などと言う人もいる。

「運動はもちろん大切だが、体重60kgの人が飴1個分のエネルギー（20kcal）を消費するためには10分間の歩行が必要[3]」「飴を1日1個余分に食べると1年で体重が約1kg増える計算になる」といった説明をして、食事をコントロールすることの大切さを理解してもらう。

自分ではほとんど料理をせず、外食・弁当の利用が多い人に対しては「外食メニュー、弁当の選び方が大切」「栄養表示の見方が分かれば減量にも役立つ」と伝えて、栄養・食事指導に導くとよい。

なお、肥満の原因が心因性の摂食行動障害であ

る場合もある。可能性が疑われる場合には安易に栄養・食事指導を進めず、医師の指示を仰ぐ。

アセスメント

　医師、病院の管理栄養士などから指示があればその内容を確認する。基礎的な患者情報を聴取する。標準体重、BMIを算出し、乖離を確認する。最高体重、最低体重、20歳のころの体重、体重変動、減量の経験があればその方法、効果などを聞いておく。肥満解消に向けて本人が既に取り組んでいることや、肥満の原因で思い当たることを直接聞いてみてもよい。

・BMI(Body Mass Index)＝
　　　体重(kg)/身長(m)^2
・標準体重＝　身長(m)×身長(m)×22
※疾病合併率が最も低いBMI 22が標準体重とされている。

　栄養・食事の摂取状況、食生活や嗜好を確認する。食事の聞き取りや、食事記録などを基に、日本食品標準成分表や食事分析ソフト、アプリなどを活用してエネルギー摂取量などを算出し、課題を抽出する。1日の摂取エネルギーが分からない場合には、食習慣や食行動を詳しく聴取しておく。

　3食の摂取状況（朝食抜き、外食が多いなど）、摂取時間（早食いや夜食傾向があるなど）、間食・アルコール摂取の有無、量なども確認する。意識せず毎日多量に飲んでいる清涼飲料水（ジュースや缶コーヒーなど）が、エネルギー摂取過剰の原因になっていることもある。

　調理は自分で行えるか、調理をしてくれる人が周りにいるかもしっかり聞いておく。

栄養・食事指導

1 指導の方針

　医師や病院の管理栄養士から指示が出ていれば、患者が実施できるようサポートする。

　減量には、エネルギー量の制限がもっとも有効で、確立された方法である。$25kg/m^2 \leq BMI < 35kg/m^2$の肥満者、肥満症患者に対しては、3〜6カ月で現状から3％減量することを目標として示す[1]。食事の摂取制限は、本人が実行可能な内容を見極めて具体的に提案する。

　たんぱく質、ビタミン、ミネラルなどの不足に陥らないよう、栄養バランスに注意を促す。アルコールについては禁酒あるいは適量摂取を指導する。運動が重要であることもしっかり伝える。メタボリックシンドロームに着目した厚生労働省の「保健指導における学習教材集（確定版）」などの資料も参考にするとよい[4]。

2 食習慣の是正

　肥満者、肥満症患者は、過食、間食・夜間の大食、偏食、早食いなど、食行動に問題があることも多い。アセスメントで明らかになった課題について、是正のための指導を試みる。

　いきなり「間食・夜食はだめ」「偏食をしてはいけない」「今日から禁酒」と伝えても、実行や継続は難しい場合が多い。厳しい食事制限に失敗し、以前にも増して食習慣が乱れることもある。肥満者、肥満症患者自身が、「やってみよう」「無理しないでも続けられそう」と思えることを目標として設定することが大切である。行動目標例を表1に示す。

　例えば「飲み会後のラーメンを週3回から1回にする」「自宅での晩酌は、ビールを1日500ml缶1本のみにする」「食事は少量ずつ口に入れてよく噛んで食べる」といった目標設定が考えられる。

表1　行動目標設定例

A 食事の量が気になる
- 腹八分目にとどめる　●食べる量を決める
- 家族の残り物を食べない
- 時間をかけてゆっくり食べる
- 寝る前3時間前までに食事をおえる（○時以降は食べない）
- おかずの品数を決める
- おかずはそれぞれ皿に取り分ける（大皿に盛らない）
- 少量ずつ口に入れる　●三食きちんと食べる
- 噛む回数を数える
- 野菜・海藻類・キノコ類をたくさん食べる
- 野菜・海藻類・キノコ類を先に食べる

B 間食が気になる
- 時間・量・内容を決めて食べる
- 間食・夜食を控える
- 清涼飲料水（甘味飲料）を控える
- エネルギーの低いものを選んで食べる

C 塩分が気になる
- 薄味にする　●汁物を控える
- みそ汁の具を多くする　●麺類の汁を残す
- 漬物を控える
- 塩やしょうゆの代わりに柑橘系や酢を取り入れる
- しょうゆ・ソース・塩・ドレッシングなどをかけずにつける
- 干物（魚）、加工品（かまぼこやちくわ）などを控える

D 脂肪・コレステロールが気になる
- 揚げ物を控える　●乳製品は低脂肪にする
- 乳製品の量を決めてとる
- マヨネーズを控える（低エネルギー・低コレステロール製品にかえる）
- ドレッシングはノンオイルを使う
- コレステロールの多い食品を控える
- 脂身の少ない肉を使う
- 外食は和食や定食を選ぶ
- 油の種類をかえる　●油の量を量る

E 栄養バランスが気になる
- 多様な食品を組み合わせる
- 3食バランスよく食べる
- 野菜がとれないときには野菜ジュースを飲む

F 運動不足と感じる
- ウォーキングや散歩を週○回、○分以上する
- 1日○歩以上歩く
- エレベーターやエスカレーターを使わずに階段を使う
- バス停（駅）1つぶん歩く　●買い物に歩いていく
- 体を動かす家事（拭き掃除・草むしり）をする
- ストレッチや体操をする
- フィットネスクラブを利用する
- プールで泳ぐ（歩く）
- 自動車の代わりに徒歩や自転車で行く
- 運動器具での運動をする

G お酒を毎日飲む
- 禁酒する　●1日に飲むお酒の種類と量を決める
- 休肝日をつくる　●つまみを控える
- つまみの種類をヘルシーなものにかえる

H タバコを吸う
- 禁煙する　●1日○本以内にする
- 喫煙しない人と一緒のときは吸わない
- 喫煙の間隔を○時間以上あける

出典：総合メディカル資料

一般的に、時間や場所を具体的にすると実践しやすい。なお「早食い」はエネルギー摂取量とは独立して肥満と関連することが分かっている[1]。

体重や食事内容を自身で記録することは、自己管理力アップや減量継続のモチベーションにつながりやすい。「毎日、体重をグラフにすると増減が分かりやすいですよ」と実施を促してみるとよい。

3 エネルギー摂取量の制限

医師の指示にもよるが、$25\,\mathrm{kg/m^2} \leq \mathrm{BMI} < 35\,\mathrm{kg/m^2}$の肥満者、肥満症患者に対しては、1日の摂取エネルギー量は25kcal×標準体重（kg）以下を目安とする[1]。例えば標準体重が50kgであれば1250kcal以下、標準体重60kgであれば

1500kcal以下である。

摂取エネルギーの内訳としては、総量の50〜60%を糖質、15〜20%をたんぱく質、20〜25%を脂質とすることが目安となる。

BMI≧35の高度肥満患者の場合は、20〜25kcal×標準体重（kg）以下を目標に摂取エネルギーを算定する[1]。病態に応じて5〜10%の減量が必要とされる。減量効果が得られない場合には超低エネルギー食（VLCD）の活用も考慮するが、基本的には入院管理下で行われるべきである。

● 調理能力が高い患者への指導

自分で食事を作る人（または作ってくれる人が周囲にいる場合）でも、摂取エネルギーの制限内で毎日献立を考えるのは大変である。低エネルギーの料理レシピを掲載した書籍が市販されているほか、インターネットで見つけることもできるので、参考にするようアドバイスする。（→**158ページのレシピ参照**）。摂取エネルギーの分配は、朝食、昼食、夕食の3食が均等になるようにする。

咀嚼時間を長くすると、少ない食事量でも満腹感が得られやすい。従って野菜や根菜類などの材料は大きめに切ると、噛む回数が増えるためよい（患者の咀嚼・嚥下の能力について考慮すること）。白米に玄米やムギを混ぜる、食パンをフランスパンに変えることでも、かむ回数が増える。未精製穀物（玄米、胚芽米など）の活用は食物繊維を多く摂取できるメリットにもつながる。

肉料理には、できるだけ脂身の少ない肉を使う。揚げ物よりゆで物、蒸し物の方が脂が落ちてエネルギー量が低くなる。汁物は野菜やキノコなど低エネルギーな食材で具だくさんにすると満腹感を得やすい（→**68ページ「脂質異常症」の項参照**）。

● ほとんど調理をしない患者への指導

目標の1日摂取エネルギーをしっかりと伝え、それを上回らないよう、栄養成分表示を確認して外食メニュー、弁当などを選ぶよう指導する。

一般的に、洋食より和食、丼物より定食、揚げ物よりも焼き物、蒸し物などを選ぶ方が、摂取エネルギーが低く、栄養バランスもよくなることが多い。

菓子や清涼飲料水などの間食は最小限にとどめるよう指導する。「ポテトチップス（60g）1袋は300kcal程度、500mlのペットボトル清涼飲料や炭酸飲料1本は200kcal程度」[5]などと具体的に示し、エネルギー量の高さを認識してもらう。

食品の栄養強調表示について、理解が不足しているようであれば解説する。「低カロリー」「カロリー控え目」「○○ライト」といった表示は、100g当たりのエネルギー量が40kcal（飲料は20kcal）以下であることを示している。==「カロリーゼロ」「ノンカロリー」は100g当たり5kcal以下であれば表示できる[6]ので、必ずしもエネルギー量が"0"ではないことを説明する。==

近年、電子レンジで加熱するだけで食べられる、低エネルギー食品の品揃えが充実してきている。外食や弁当よりもエネルギー摂取をコントロールしやすい場合もあるので、自分で調理することが難しい人には活用を勧めてみてもよい。その際、主食や主菜のみに偏らず野菜や海藻、キノコといった副菜を組み合わせると栄養バランスがよくなることをアドバイスする。

3 ビタミン・ミネラル、食物繊維の充足

エネルギー量を制限すると、ビタミンやミネラルも不足しやすい。野菜、海藻、キノコ類、赤身肉、青魚、ダイズなどの食材を意識して毎日摂取するよう促す。間食として、菓子などの代わりに乳製品や果物などを食べると、カルシウム、ビタミン、食物繊維の補給に役立つ。

肥満に対する栄養・食事指導では、「やめましょう」「減らしましょう」が多くなりがちである。未精製穀物（玄米、胚芽米など）などの活用も含め、「この食材は積極的にとってください」といった提案は

表2　つまみを選ぶ際のポイント

できるだけ塩分を控える	塩分が多いとアルコールも進みやすくなるため注意が必要
脂肪分は控える	炒め・揚げより蒸し・焼きがお勧め。串揚げ→焼き鳥など
野菜は積極的にとる	サラダ・酢の物など野菜料理を加える
食べる量に気を付ける	食べ過ぎには注意

患者に受け入れられやすい。

4 アルコールの適量摂取について

アルコール（エタノール）のエネルギーは約7kcal/gである。酒のエネルギー量は糖質の含有量によって異なり、ビール1缶（500ml）は200kacl、ワイン1杯（120ml）は88kcal、日本酒1合（180ml）は185kcal、ウイスキーダブル1杯（60ml）は140kcalである[5]。

飲酒は、酒自体がエネルギー摂取過多の原因になり得るほか、食欲を増す効果があり食べ過ぎにもつながりやすい。肥満者、肥満症患者には原則的に禁酒を勧める。やめられない人には、減酒を提案する。通常のビールを低エネルギーあるいはノンアルコールに代える方法もある。

飲酒の適量はエタノールとして25g/日までとされている（女性や高齢者はより少量が望ましい）。1日の適量の目安として、おおよそ「ビール500ml缶1本」「日本酒1合」「チュウハイ（7%）350ml缶1本」「ウイスキーダブル1杯」を示すとよい。つまみを食べる場合には、塩分、脂肪分が少ないものを選び、食べる量に気を付けるよう伝える（表2）。

5 糖質の摂取制限について

近年、糖質を極端に制限したダイエットをする人が多く、薬局で相談を受けることもある。減量において糖質制限が有用との報告は多数あるものの、長期間にわたる継続は困難で、安全性もまだ十分には確認されていない[1]。薬局での栄養・食事指導では極端な糖質制限は推奨せず、食習慣全般の改善を提案することが望ましいと考えられる。

特定保健用食品などの活用

肥満が気になる人向けの特定保健用食品（トクホ）には「脂肪の燃焼を高める」「脂肪の吸収を抑える」「脂肪の分解を促進する」食品などがある[7]。

「興味がある」「使ってみたい」と相談があった場合には、通常の食事を改善したうえで、補助的に活用するものであることを説明する。

肥満症の患者や肥満傾向で高血圧や脂質異常症などの疾患の治療を行っている患者に対しては、薬物治療に影響する可能性があるので、使用前に医師や薬剤師に相談してください」と伝える。

参考文献
1) 肥満症診療ガイドライン2016、日本肥満学会編、ライフサイエンス出版、東京、2016
2) 厚生労働省「国民健康栄養調査」（2015）
3) 厚生労働省「健康づくりのための身体活動基準2013」、http://www.mhlw.go.jp/stf/houdou/2r9852000002xple.html
4) 厚生労働省「特定検診特定保健指導について」、http://www.mhlw.go.jp/stf/seisakunitsuite/bunya/0000161103.html
5) 文部科学省「日本食品標準成分表2015年版」（七訂）、http://www.mext.go.jp/a_menu/syokuhinseibun/1365295.htm
6) 消費者庁「食品表示」、http://www.caa.go.jp/
7) 厚生労働省ホームページ（特定保健用食品許可（承認）一覧）、www.mhlw.go.jp

栄養・食事指導 1

27歳男性Aさんが薬局が実施した健康相談イベントを訪れ、次のように話しました。

> 会社の健診でウエストを測られて、メタボリックシンドロームだと言われました。病院の再検査で医師からは「Aさんはコレステロールも高めで、このままでは将来、動脈硬化になるかもしれません。運動をして、食事に気を付けて、体重を落としてください」と言われました。それで昨日から毎日5kmのウォーキングを始めましたが、食事はどうすればよいでしょうか。

● 処方せん
　なし

● 栄養・食事アセスメントの結果
　・身長：171cm　・体重：88kg
　　（標準体重：64.3kg）
　・BMI：30.1kg/m^2

昨日の食事
　朝：ご飯、目玉焼き、サラダ
　昼：とんかつ弁当（ご飯、みそ汁、漬物、とんかつ）
　　　営業で外回り中に缶コーヒー5本、
　夕：ラーメン、チャーハン、野菜炒め

・1日のエネルギー量：2300kcal
・食塩相当量：13g

栄養・食事指導の例

　メタボリックシンドロームは、内臓脂肪の蓄積に高血圧、高血糖、脂質代謝異常などが組合わさった状態です。医師が言われたようにそのままにしていると動脈硬化などのリスクが高まるので、まずは3カ月で体重の3％に当たる約3kgの減量にチャレンジしてみませんか。

　Aさんの身長だと、標準体重は64.3kgです。1日当たりの摂取エネルギーとしては約1600kcal（25kcal/kg×標準体重）が目安です。例えば朝はトースト1枚と低脂肪牛乳コップ1杯。昼はポークソテー定食（ご飯は半膳）。夜はお刺身定食（ご飯、みそ汁付き）にするとだいたい1600kcalに収まります。従来より量が少なくなり最初は辛いかもしれませんが、ゆっくりよくかんで食べると、満腹感が得られやすいですよ。

　一般的な缶コーヒーは1本当たり約40kcalなので5本で約200kcalとなります。ですから喉が渇いたら、代わりに無糖のコーヒーやお茶などを飲むようにするとよいですね。

　内臓脂肪は皮下脂肪に比べて、「付きやすいが落としやすい」と言われます。しっかり食事と運動を改善すれば、その成果は比較的早く現れることが多いので、変化を知るために、毎日、体重やウエスト値を書き留めることをお勧めします。

疾患ごとの栄養・食事指導　肥満

栄養・食事指導 2

42歳女性のBさんは娘の処方せんを持って薬局に薬をもらいに来た際、夫のCさんについて次のように話しました。

> 夫が最近、健康診断で「肥満」だと言われました。血圧も高めなので、病気になると大変だから減量してほしいです。食事はエネルギー過多にならないよう、私が毎日気を付けて作っているのですが、ビールが大好きで「生き甲斐だから、これだけはやめられない」と言って、毎日350ml缶を2缶、多いときは4～5缶飲んでいます。何かいい改善方法はないでしょうか。

● 処方せん
　なし

● 夫の栄養・食事アセスメントの結果
　・身長：165cm
　・体重：80kg（標準体重：59.9kg）
　・BMI：29.4kg/m^2

昨日の夫の食事
　朝：ご飯、目玉焼き、ベーコン、納豆
　昼：カレーパン、サンドイッチ、コーヒー
　夕：ご飯、コロッケ、ビール350ml 2本

・1日のエネルギー量：2300kcal
・食塩相当量：15g

栄養・食事指導の例

　通常のビールのエネルギーは、350mlで約140kcalです。350ml缶2本を毎日飲むと、毎日、280kcal余計にエネルギーをとることになります。

　「ビールが生き甲斐」とのことなので、まずは晩酌は続けつつ、可能な範囲で摂取エネルギーを減らす方法を考えてみましょう。例えば普通のビールをいわゆる「ノンアルコールビール（約20kcal）」に変えることができれば2本で240kcal減らすことができます。脂肪1kgを落とすには7000kcalを減らす必要があり、1日当たりにすると約240kcalとなります。これを毎日続けると体重が1kg/月落ちるはずです。

　飲酒は食欲を増進させるので、ついつい食べ過ぎてしまいがちです。つまみは、から揚げやポテトチップスなどは避けてください。野菜不足を補うために、野菜スティックや海藻・キノコ類のサラダを出してあげるとよいですよ。

　血圧も高めとのことなので、塩分のとり過ぎにも注意をしてあげてくださいね。

脂質異常症

- 食事から摂取する脂質の総量だけでなく、脂質の種類も考慮する
- 危険因子の有無に応じて指導内容を調整
- 外食、弁当選びは「揚げ物」より「焼き物」「蒸し物」「ゆで物」を

疾患と栄養・食事

コレステロールや中性脂肪といった血中脂質が基準の範囲を超えて高い状態、あるいは基準の範囲を外れて低い状態を脂質異常症(高脂血症)と呼ぶ。具体的には高LDL-C血症(140mg/dl以上)、境界域高LDL-C血症(120〜139mg/dl)、低HDL-C血症(40mg/dl未満)、高TG血症(150mg/dl以上)がある[1]。

脂質異常症は動脈硬化の危険因子である。高LDLコレステロール血症になると、LDLコレステロールが酸化して変性し、血管壁に蓄積して粥状動脈硬化を発生・進展させやすい。一方、HDLコレステロールは血管壁の過剰なコレステロールを回収して粥状動脈硬化を抑制するが、低HDLコレステロール血症になるとその作用が損なわれる。

ほとんどの脂質異常症は、遺伝素因、食習慣、運動不足、肥満などが原因である。治療では原疾患を確認し、原疾患があればその治療を優先する。原疾患がなく、冠動脈疾患の既往もない症例では、まず栄養・食事指導、運動指導、禁煙指導などで生活習慣の改善を行う。生活習慣の改善を十分に行っても管理目標値に達しない場合には、個々の症例のリスクを総合的に評価したうえで薬物療法を考慮することが推奨されている。薬物療法の開始後も、生活習慣の改善は継続する[1]。

食事習慣の改善については、単にエネルギー摂取量、脂質摂取量の確認だけでなく、摂取する脂質の種類などにも留意した指導が大切である。

獣鳥肉に多い飽和脂肪酸やコレステロールはLDLコレステロールを上昇させる。マーガリンなどに含まれるトランス脂肪酸はLDLコレステロールを上昇させ、HDLコレステロールを低下させる。一方、ダイズなどの植物ステロールはLDLコレステロールを低下させ、青魚に含まれるn-3系多価不飽和脂肪酸は中性脂肪の合成を抑制する。

アルコールの多飲は中性脂肪増加につながるほか、食べ過ぎの原因にもなる。食物繊維にはコレステロールの吸収を阻害する働きがある。

厚生労働省の「患者調査(2014年)」によると、高脂血症の総患者数(継続的な治療を受けていると推測される患者数)は206万2000人で、女性約146万5000人、男性約59万6000人と女性が2倍以上多い[2]。患者の大半は外来で治療を受けていることから、薬局は脂質異常症患者の生活習慣改善指導においても、大きな役割を担う。

薬物療法と栄養・食事

脂質異常症の治療で使われる主な薬剤は、

HMG-CoA還元酵素阻害薬（スタチン系薬）、陰イオン交換樹脂、小腸コレステロールトランスポーター阻害薬、フィブラート系薬、ニコチン酸誘導体、プロブコール、多価不飽和脂肪酸などである。

スタチン系薬のうちシンバスタチンやアトルバスタチンなどは、グレープフルーツジュースを同時に摂取すると薬物代謝酵素チトクロームP450（CYP3A4）による代謝が阻害され、血中濃度が上昇し副作用が起こりやすくなる。従ってこれらの薬剤を服用中はグレープフルーツジュースを摂取しないように指導する。

陰イオン交換樹脂（レジン）は、薬物（ワルファリン、ジギタリス製剤、テトラサイクリン系抗生物質、プラバスタチンなど）に加えて脂溶性ビタミン（ビタミンA、D、E、K）も吸着する。食事から摂取した脂溶性ビタミンが吸収されにくくなるリスクがあるので、欠乏しないよう摂取量を増やすなどのアドバイスをする。

ニコチン酸誘導体は、空腹時に使用するとニコチン酸製剤の血管拡張作用により皮膚が紅潮することがあるので食後服用の指導が望ましい。

多価不飽和脂肪酸は空腹時に服用すると吸収が悪くなることが知られている。従って食事の直後に服用するよう指導する。

栄養・食事指導への誘導

患者が来局した際、医師からの指示をヒアリングするとともに、「脂質異常症の治療では食事、運動、禁煙といった生活習慣の改善がとても重要である」ことを伝える。脂質異常症のみならず生活習慣病と診断された患者は自分の生活習慣を責められているように感じ、指導を素直に受け入れにくい場合もある。生活習慣改善に対する認識や行動変容ステージを確認しながら、機を見て改善を提案していくことが大切である。

「医師から痩せたほうがよいと言われたがどうすればよいのかわからない」「コレステロールはどんな食品に多く含まれているのか」「外食が多いので自分の努力ではどうにもならない」「忙しくて食事に気を使っていられない」といった声が患者から聞かれたら栄養・食事指導に導くチャンスである。1つの課題を解決できると、患者の生活習慣全体の改善につながることもある。

アセスメント

主治医から受けている指示を確認するとともに、基礎的な患者情報を聴取する。患者の脂質異常症が診断基準の項目である「高LDL-C血症」「境界域高LDL-C血症」「低HDL-C血症」「高TG血症」のいずれであるかを確認する。正確な情報を得るために、患者や家族からのヒアリングに加え、健康診断の検査値なども見せてもらえるよう依頼する。

患者の栄養・食事の摂取状況、食生活や嗜好を確認する。食事の聞き取りや食事記録表などを基に、摂取エネルギー量、脂質量などを算出する。日本食品標準成分表や食事分析ソフトなどを活用して算出する。

時間の制限などで1日の食事内容が詳しく聞き取れず、摂取エネルギー量、脂質量などが確認できない場合には、1日3食とっているか、食べ過ぎていないか、あるいは早食いなどの食習慣や食行動を把握するだけでも、患者の課題がみえることがある。調理は自分で行えるか、調理をしてくれる人が周囲にいるかなども聴取しておく（→**基本的な確認項目は144ページ参照**）。

1 標準体重の確認と摂取エネルギー

患者の標準体重を確認する。

$$標準体重 = 身長(m) × 身長(m) × 22$$

医師からの指示エネルギーがない場合は、生活スタイルの聴取から日常生活活動量を推定し、適正な総摂取エネルギー量を算出する。(→ **60ページ「肥満」の項参照**)

2 食塩の摂取量

食塩摂取量が6g/日未満となっているかを確認する(→ **44ページ「高血圧」の項参照**)。

3 アルコールの摂取量

アルコールの多飲習慣は、アルコール自体によるエネルギー過多に加え、食べ過ぎ、中性脂肪の増加にもつながりやすい。酒の種類や1週間に何日飲酒し、1回の飲酒量はどれくらいか、つまみにどんな物を食べているかなどを聴取する。

栄養・食事指導

1 指導の方針

標準体重を超えていれば減量し、適正化する。そのために過食を抑える指導をする。

食事内容については、全体的な食事バランスはもちろん、脂質の摂取量を適正化しつつ、脂質の種類についても考慮した食事指導をする。具体的には飽和脂肪酸やトランス脂肪酸の摂取を減らし、n-3系多価不飽和脂肪酸を増やす。野菜、未精製穀類、海藻の摂取を増やす。食塩、アルコールの摂取は抑えるよう指導する。

また、「まとめ食い」「ながら食い」を避け、1日3食を規則的にとるよう促す。食事のスピードや就寝2時間前の食事を避けるといった食習慣に着目することも大切である。

食生活の改善に前向きに取り組めるよう、患者一人ひとりの生活スタイルに沿った修正を提案する。適切な栄養・食事摂取が達成され、それを維持できるよう継続して支援する。

2 適正体重の達成と維持

肥満を解消するためのエネルギー摂取目標量は、標準体重(kg)×25〜30(kcal)で求める。標準体重が50kgの人であれば1250〜1500kcal、60kgの人なら1500〜1800が目標となるが、より簡便に、まずは現状から250kcal程度摂取エネルギーを少なくすることから始めてもよい。その際、「大体、大福1個分くらいのエネルギーですよ」などと身近な食品に置き換えると伝わりやすい。摂取エネルギーの配分は、脂肪20〜25%、炭水化物50〜60%を目安にする[1]。

3 脂質の選択

中性脂肪を構成する脂肪酸は、飽和脂肪酸と不飽和脂肪酸に大きく分けられ、獣鳥肉や動物性脂肪には飽和脂肪酸、魚類などには不飽和脂肪酸が多く含まれている。飽和脂肪酸を過剰に摂取すると肝臓でのLDL受容体の発現が低下するため、血中のLDLコレステロールが上昇する。一方、マグロや青魚(サバ、イワシ、サンマなど)などに多いn-3系多価不飽和脂肪酸には、中性脂肪の合成を抑制する作用がある。

なお、不飽和脂肪酸にはシス型とトランス型があり、天然の不飽和脂肪酸のほとんどはシス型である。トランス型は油脂の加工工程などでできやすく、マーガリンやショートニングなどに含まれるため、それらを原材料に使ったパン、ケーキ、ドーナツなどにトランス脂肪酸が含まれている。トランス型脂肪酸を多量摂取すると、LDL-Cが増え、HDL-Cが減ることが報告されている[3]。

従って脂質異常症患者には、飽和脂肪酸やトランス脂肪酸を多く含む食品(肉の脂身、内臓、皮、

疾患ごとの栄養・食事指導　**脂質異常症**

表1　食品群別摂取量のおおよその目安例（1日摂取量の目安）

食品群		高LDL-コレステロール血症の場合		高トリグリセライド血症の場合	
		1800kcal	1600kcal	1800kcal	1600kcal
穀類	飯なら	170g	150g	170g	150g
	パンなら	110g	90g	110g	90g
	麺なら	220g	180g	220g	180g
芋類		80〜100g	50〜80g	80g	50g
果実類		100〜200g	100〜200g	100g	100g
卵類	卵	10gまたは白身	10gまたは白身	50g	50g
肉類	脂の少ない肉類	80g	60g	80g	60g
魚介類	魚類	魚類で80g	魚類で70g	油の多い魚類で80g	油の多い魚類で70g
大豆・大豆製品	大豆・豆腐・納豆など	納豆なら40g、豆腐なら100g	納豆なら40g、豆腐なら100g	納豆なら40g、豆腐なら100g	納豆なら40g、豆腐なら100g
乳・乳製品	牛乳またはヨーグルト	150ml 150g	150ml 150g	180ml 無糖で180g	180ml 無糖で180g
野菜類	淡色野菜	200g	200g	200g	200g
	緑黄色野菜	150g	150g	150g	150g
	海藻／キノコ／こんにゃく	取り混ぜて50g	取り混ぜて50g	取り混ぜて50g	取り混ぜて50g
油脂類	植物油	25g	20g	25g	20g
甘味料	砂糖・ジャム	10g	10g	少なく	少なく

出典：日本動脈硬化学会「動脈硬化性疾患予防のための 脂質異常症治療ガイド2013年版」

乳製品、卵黄など）の多食を避け、n-3系多価不飽和脂肪酸の摂取が多くなるよう指導する。

肉・魚の摂取量目安としては、高LDL-C血症で1日の摂取エネルギー目標が1800kcalの場合、肉類は脂の少ないもの80g、魚類80gを示すと良い。1600kcalの場合の目安は肉類は脂の少ないもの60g、魚類70gとする。

高TG血症については、1日の摂取エネルギー目標が1800kcalの場合、肉類は脂の少ないもの80g、魚類は油の多いもの80g。1600kcalの場合は肉類は脂の少ないもの60g、魚類は油の多いもの70gを目安とする（表1）。

魚をとることについて、エネルギーで説明しても理解され難いようであれば、「手のひらに乗る程度の魚の身を毎日食べることを目標にしてください」と伝えるのも1つの方法である。

ダイズ製品から不飽和脂肪酸を摂る場合、納豆なら1パック（40g）、豆腐なら100g（約1/3丁）を目安とするとよい。ダイズには食物繊維やカリウムも豊富に含まれている。

4 野菜、果物、未精製穀類、海藻

野菜や海藻類、未精製穀類（玄米や全粒穀物パンなど）は食物繊維を多く含み、コレステロールの

図1　1食分の野菜の目安（約120g）

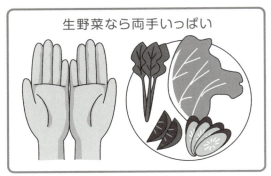
生野菜なら両手いっぱい

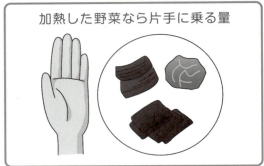
加熱した野菜なら片手に乗る量

出典：総合メディカル資料

吸収を阻害する働きがある。野菜や海藻類は低エネルギーで満腹感が得られやすく、食べ過ぎの防止につながりやすい。

　野菜は1日350g以上（緑黄色野菜150g、淡色野菜200g）とることを目標に指導する。キノコや海藻、コンニャクも加える。秤を使わずにおおよその重量を知る方法として、生の野菜であれば両手一杯、加熱した野菜なら片手一杯が一食分（120g）の目安、と説明するとよい（図1）。火を通してかさを減らすと、たくさんの野菜が食べやすくなる。

5　食塩とアルコールの摂取について

　食塩が多く、味付けが濃いと食べ過ぎにもつながりやすい。高血圧予防の観点からも食塩摂取量を6g/日未満に抑えることが望ましい。（→ 44ページ「高血圧」の項参照）

　アルコールは糖質以外の栄養素をほとんど含まず、多飲は中性脂肪の増加につながりやすい。飲む場合には適量（エタノール換算で25g/日以下）にとどめるよう伝える。

　つまみでエネルギー、脂質、塩分のとり過ぎになることがあるので注意を促す。「鶏の唐揚げをやめ、焼き鶏（塩）に」「揚げ出し豆腐の代わりに冷奴にすると100kcal抑えられる」など、具体的な提案をするとよい。（→ 60ページ「肥満症」の項参照）

6　危険因子に対応した食事指導

　脂質異常症の患者のうち、特に高LDL-C血症の患者に対しては、コレステロールと飽和脂肪酸を多く含む肉の脂身、内臓、皮、乳製品、卵黄、トランス脂肪酸の摂取を抑え、食物繊維、未精製穀類、ダイズ製品、海藻、野菜類の摂取を増やすよう促す。

　高TG血症の患者に対しては、糖質を多く含む菓子類、飲料、穀類の摂取を減らし、青魚の摂取を増やすよう指導する。アルコール摂取をしていれば、量を減らすよう指導する。

　低HDL-C血症の患者に対しては、トランス脂肪酸を含む菓子類や加工食品の摂取を減らし、植物油の過剰摂取も抑えるよう指導する。

　いずれにしても、患者の食事の内容や習慣のどこに問題があり、改善すべきなのかを見極めてアプローチすることが大切である。

7　調理能力が高い患者への指導

　食材の選び方や調理方法の工夫が大切であることを伝える。伝統的な日本食は、動脈硬化性疾患の予防に有効である。

　穀類を選ぶ場合、白米より玄米、白パンより全粒

パンの方が食物繊維が多く含まれており望ましい。

牛肉や豚肉は脂身が少ない部位を選ぶ。鶏肉は皮を取り除いたり、脂身の少ない部位（ムネ肉、ササミ）を選ぶとよい。

魚介類のうち、魚卵、子持ち魚はコレステロールが多いので、とり過ぎに注意が必要である。

バター、ラード、ココナッツ油は飽和脂肪酸が多いので使い過ぎないよう伝える。

調理方法では、樹脂加工、テフロン加工のフライパンを活用すると油の使用量を減らすことができる。固い野菜は薄く切る、あらかじめ電子レンジで材料に熱を通しておくといった工夫によっても、炒め油の量を少なくできる。

揚げ物についても、電子レンジなどであらかじめ熱を通しておくと揚げ時間が短縮でき、衣が吸う油の量を減らせる。衣を薄くする、高温の油で短時間で揚げることでも、油の使用量を減らすことができる。

8 ほとんど調理をしない人への指導
（外食メニュー・弁当の選び方）

一般的に外食メニュー、市販の弁当は揚げ物中心で、味が濃いものが多い。栄養表示により、エネルギー量、脂質量、食塩相当量を確認して自ら選択できるように指導する。揚げ物の代わりに、刺身などの生食、焼き魚定食などの焼き物、そのほか、蒸す、ゆでるといった調理方法のメニューを選ぶとよい。主食、主菜、副菜が揃った栄養バランスのよいメニューや弁当を選ぶように促す。

特定保健用食品などの活用

「コレステロールが気になる人」に向けた「特定保健用食品（トクホ）」が市販されている。主な関与成分はキトサン、リン脂質結合ダイズペプチド、サイリウム種皮由来の食物繊維、植物ステロール、ダイズたんぱく質、低分子アルギン酸ナトリウムなどである[4]。

これらの成分は胆汁酸と結合して体内への吸収を抑制したり、胆汁酸の排泄を促進する作用をもつ。この作用により余分なコレステロールを体外に排出したり、血中のコレステロールが肝臓に取り込まれやすくなると考えられている。

一般的にキトサンは、大量に摂取すると水分の吸収が起こり、便秘になりやすいので注意を要する。また、カニやエビなどが原料の場合が多いので、食物アレルギーの確認が必要である[5]。

リン脂質結合ダイズペプチドや低分子アルギン酸ナトリウムは、一般的に、多量に摂取すると下痢気味になりやすい。サイリウム種皮由来の食物繊維は、鉄吸収も阻害することが知られており、月経時や貧血気味の人が摂取する場合には、鉄分を食事から十分にとるよう注意を促す。

中性脂肪が気になる人向けのトクホには、EPA、DHAを関与成分とするものなどがある。EPA、DHAは酸化しやすいので、抗酸化力を持つビタミンCやビタミンE、βカロテンなどと一緒に摂取するとよい[6]。

参考文献
1) 動脈硬化性疾患予防のための脂質異常症治療ガイド2013年版、日本動脈硬化学会、2013
2) 厚生労働省「平成26年（2014）患者調査の概況」、http://www.mhlw.go.jp/toukei/saikin/hw/kanja/14/
3) 農林水産省「すぐにわかるトランス脂肪酸」、http://www.maff.go.jp/j/syouan/seisaku/trans_fat/t_wakaru/
4) 厚生労働省「特定保健用食品許可（承認）一覧」、www.mhlw.go.jp
5) 国立健康・栄養研究所「特定保健用食品の製品情報」、https://hfnet.nih.go.jp/contents/sp_health.php
6) 日本サプリメント協会ホームページ、https://www.j-supplements.com/ingredient/epa-dha/

栄養・食事指導 1

35歳男性のAさんが薬局に薬をもらいにきて次のように話しました。

> 3カ月前の健康診断でLDLコレステロールが161mg/dl、中性脂肪155mg/dlと高く、再検査で医師から「生活習慣を改善してください」と言われました。それで毎週末、ゴルフをして体を動かしていたのですが、改善せず、今回から薬を飲むことになりました。医師からは「運動だけでなく食事にも気を付けてください。肉より魚を食べてください」と言われています。でも、肉の方が好きなんですよね。魚だって脂が多いのもあるし、肉と同じじゃないですか。食事はだいたい外食です。

● 処方せん

リピトール錠　10mg
1回1錠（1日1錠）
　　　　1日1回　夕食後　30日分

● 栄養・食事アセスメントの結果

昨日の食事
　朝：ご飯、卵焼き、ソーセージ、みそ汁
　昼：牛丼、みそ汁、シュークリーム
　夕：ご飯、みそ汁、チンジャオロース、
　　　アイスクリーム（バニラ）

・身長：171cm　・体重：73kg
・1日のエネルギー量：2700kcal
・脂質の摂取量：125g／日

栄養・食事指導の例

　肉の脂はLDLコレステロールを上昇させやすいのに対して、マグロやサバ・イワシなどの青魚には「DHA」「EPA」と呼ばれる脂が多く含まれ、中性脂肪を減らすと言われています。肉がお好きとのことですが、肉と魚を毎日、同量とるように心がけてください。例えばお昼に牛ヒレ肉（80g）のステーキ定食を食べたら、夜はサケの塩焼き（1切れ80g）にするといった具合です。

　肉料理を選ぶときは、バラ、トリ皮、レバーなどは脂質やコレステロールが多いので、ささみ、ヒレ肉、胸肉などを選ぶとよいですよ。なお、魚介類でもイクラやタラコなどの魚卵はコレステロールが多いので、食べ過ぎないようにしてくださいね。

　バニラアイスは脂肪分を多く含むので、氷菓にした方がよいです。デザートを果物やフルーツジュースに代えると、ビタミンや食物繊維の補給もできます。ただ、Aさんに出されているお薬はグレープフルーツジュースと一緒に飲むと作用が強くなり過ぎることがあるので、このお薬を飲んでいる間は飲まないようにしてくださいね。

疾患ごとの栄養・食事指導　**脂質異常症**

栄養・食事指導 2

脂質異常症の治療中の55歳男性Bさんが、近くの診療所で診察を受けた後、処方せんを持って薬局を訪れました。Bさんは次のように話しました。

> 中性脂肪が高くて薬を飲んでいます。主治医の先生からは「食事の改善も大切です。特にBさんは、脂質、糖質、アルコールのとり過ぎに気を付けてください」と言われました。でも、これまでも食事には気を使ってきました。菓子などの甘いものはほとんど食べていませんし、果物を毎日たくさん食べています。ビールは毎日飲んでいますが、以前より量を減らしました。テレビのCMでやっている、トクホ（特定保健用食品）などを飲めばいいのでしょうか。

● 処方せん

ベザフィブラート徐放錠 200mg
1回1錠（1日2錠）
　　　　1日2回　朝夕食後　30日分

● 栄養・食事アセスメントの結果

昨日の食事
　朝：ナシ1個、バナナ1本、ヨーグルト1個
　昼：パン、クリームシチュー、野菜ジュース
　夕：ご飯、みそ汁、焼きサケ、リンゴ1個
　　　缶ビール500ml 2本

・身長：178cm　・体重：72kg
・1日のエネルギー量：1930kcal
・脂質の摂取量：30.7g／日
・糖質の摂取量：287g／日

栄養・食事指導の例

主治医が言われたように、中性脂肪が高い人は脂質、糖質、アルコールのとり過ぎに注意が必要です。Bさんの食事は、エネルギー、脂質の量などは適量で、お菓子などをほとんど食べていない点でもとてもよい内容です。ただ、果物を食べ過ぎてしまっているようです。

果物にはビタミンCやβカロテン、カリウム、食物繊維といった大切な栄養素が含まれますが、果糖もたくさん含まれます。果糖は糖質の一つで、とり過ぎると中性脂肪に変わりやすいのです。ですから中性脂肪が高い人は、1日に食べる果物の量を100g（可食部）程度に抑えるとよいとされています。可食部100gは、中くらいの大きさのナシなら約1/3個、中くらいの大きさのバナナなら約1本です。

アルコールも中性脂肪を増やしてしまいますので、1日の摂取量をせめて1日の適量であるビール500ml缶1本（エタノール換算で25g以下）にできるとよいですね。

Bさんはお薬を飲まれているので、トクホは主治医と相談のうえ、活用するようにしてください。

糖尿病

- すべての糖尿病患者に対して、食事療法が治療の基本である
- 食事療法の基本は「適正なエネルギー量」「バランスのよい食事」「規則正しい食習慣」
- 生活背景、嗜好、経済状況などを考慮して、継続可能な食事療法を提案する

疾患と栄養・食事との関係

厚生労働省の2012年「国民健康・栄養調査」によると「糖尿病が強く疑われる人」は約950万人、「糖尿病の可能性を否定できない人」は約1100万人で、あわせて約2050万人に上ると推計されている。

糖尿病は、成因により1型糖尿病と2型糖尿病、その他の特定の機序による糖尿病、妊娠糖尿病の4つに分類される。2型糖尿病が日本の糖尿病患者の9割以上を占めている。また、病態からは、インスリン依存状態（インスリンが絶対的に欠乏）とインスリン非依存状態（インスリンが相対的に不足）に分類される。

食事療法はすべての糖尿病治療の基本となるが、特に生活習慣が不良である2型糖尿病の患者には重要である。肥満を放置したまま、高血糖に対して薬物療法のみを行うと、さらに肥満が助長される場合がある。一方で、食事療法と運動療法の併用で減量に成功すれば、高血糖状態やインスリン抵抗性が改善しやすい[1]。

糖尿病治療の目標は、「合併症の発症と進展を阻止し、健康な人と変わらない生活を維持すること」にある。患者個別の病態と生活背景をよく分析・検討し、最も適切な療養指導（薬物療法・食事療法・運動療法）を医師・看護師・栄養士などの他職種と情報共有・連携して進める必要がある。

薬物療法と栄養・食事

1 低血糖についての指導

経口血糖降下薬やインスリン製剤を使用している患者は、低血糖に注意が必要である。低血糖になると、交感神経症状としては「発汗」「振戦」「悪心」「不安感」「空腹感」「頭痛」、中枢神経症状としては「眠気」「脱力」「めまい」「疲労感」「集中力低下」「霧視」「見当識低下」「不安感」「抑うつ」「攻撃的変化」「不機嫌」「周囲との不調和」、大脳機能低下による症状としては「けいれん」「意識消失」「一過性の片麻痺」「昏睡」が起こることがある。

低血糖の原因としては、薬物の種類・量を誤って使用した、薬物使用後の食事が遅れた、食事摂取量または糖質摂取量が不足した、激しい運動を長時間行った（特に運動中と運動後）などが考えられる。飲酒、入浴で起こることもある。

低血糖が起こったら、経口摂取が可能な場合はブドウ糖を10g、あるいはそれに相当する食品を速やかに摂取するよう指導する。近年、糖類を含まない飲料が増えているので、市販の清涼飲料水

などで代用する場合は注意を要する。

ショ糖（白砂糖など）の摂取で対応する場合は、ブドウ糖の倍量（20g）を摂取する。ただしブドウ糖以外の糖類では、血糖を上昇させる効果が遅いことがある。ブドウ糖の場合も、ショ糖の場合も、摂取後15分ほど経過しても低血糖症状が持続するなら、再度、同量を摂取するよう指導する。α-グルコシダーゼ阻害薬を服用中の患者にはショ糖でなく、必ずブドウ糖を摂取するよう伝える。

運動誘発性の低血糖は、運動中だけでなく、運動後に遅延して起こることがある。特にインスリン製剤を使用している患者は、注意が必要である。

運動量が多いときや空腹時に運動するときは、あらかじめ補食をとることも検討する。パン、おにぎり、クラッカーなどで糖質を1単位（80kcal）程度とるのがよいとされている。

前述の典型的な交感神経症状のないまま、意識消失などの重篤な低血糖症状を発現するケース（無自覚低血糖）があるため、注意が必要である。血糖コントロールが不良、または自律神経障害を伴う糖尿病患者や高齢者、低血糖を頻繁に繰り返す患者のリスクが高い。

なお、低血糖で意識不明になった場合にも他者からの援助が受けられるよう「糖尿病者用IDカード（緊急連絡用カード）」の携帯をアドバイスするとよい。

❷ シックデイについての指導

糖尿病患者が感染症などによる発熱、下痢、嘔吐、食欲不振のため、食事がとれない状態のことをシックデイという。シックデイには血糖値が上がりやすくなり、インスリン非依存状態の患者で血糖コントロールが良好な場合でも、著しい高血糖が起こったりケトアシドーシスに陥ることがある。インスリン依存状態の患者ではさらに起こりやすく、注意が必要である。発熱や消化器症状が強いときには必ず医療機関を受診するように指導する。インスリン治療中の患者には、食事がとれなくても、患者の自己判断でインスリン注射を中断してはならないことを伝える。

シックデイには、脱水予防のため、十分に水分を摂取し、おかゆ、素うどん、アイスクリーム、ジュースなどで糖質を摂取し、エネルギーを確保する。食欲のないときであっても、日ごろ食べ慣れた、口当たりがよく消化のよい、栄養価の高い食べ物を選び、絶食しないように指示する必要がある。

栄養・食事指導への誘導

糖尿病治療薬を含む処方せんを患者が持参した際には、糖尿病の治療では薬物療法とともに食事療法・運動療法が不可欠であることを理解しているかを確認する。また、食事療法について、医師や病院栄養士からの指示の有無を確認する。

糖尿病の病態や生活背景についてよく情報収集を行い、患者に最適な薬物療法・食事療法・運動療法を提案する。

食事療法が必要だと判断したら、積極的に栄養・食事指導を受けるよう勧める。ただし患者にとって生活習慣を改善し、それを継続することは容易ではないことを念頭に置く。患者を励まし、モチベーションを高めることに留意して、指導に誘導することが大切である。

アセスメント

患者の食習慣・生活習慣を聴取する。併せて、日常の身体活動レベルや運動習慣、嗜好品（間食や飲酒）の摂取頻度、喫煙習慣の有無などについて確認し、指導のポイントを絞るとよい。

例えば、患者の生活習慣を確認する際の項目として、「よく満腹まで食べてしまうか」「ご飯・パン

などの糖質を多く含む食品をたくさん食べてしまうか」「揚げ物や脂っこい物をよく食べるか」「間食をよくするか」「お酒をよく飲むか」「早食いであるか」「朝食を食べる習慣があるか」「野菜をよく食べるか」「寝る前に食事をすることがあるか」「外食やファストフードをよく利用するか」「喫煙習慣があるか」「運動する習慣があるか」などがある。ただし、当てはまる項目の数により、糖尿病のリスクや重症度を判定するものではないことを患者に理解してもらう必要がある。

膵疾患・内分泌疾患・肝疾患・胃切除といった糖代謝異常を引き起こす可能性のある疾患の既往や、肥満・高血圧・脂質異常症・脳血管障害・虚血性心疾患の有無、治療歴も確認しておく。

過去に体重が大きく増減したことがある患者には、その経過と増減の理由を確認する。女性であれば、妊娠・出産歴の確認（妊娠時の尿糖・高血糖の有無、妊娠糖尿病など）も行う。過去に実施した尿糖検査や血糖測定結果、健康診断の記録などを見せてもらえると指導に役立つ。

これまで糖尿病や食事療法について講演を聞いたり、指導を受けたことがある患者には、「何が理解できたか」「何が分からなかったか」「もっと聞きたいことは何か」などを確認する。食事療法を実施したがうまくいかなかった、一度はうまくいったが継続できなかった患者については、失敗の要因を聴取して把握する。

調理能力があるか、調理する意志があるか、調理をしてくれる介助者がいるかも確認する。

目玉焼きも作ったことがない患者に、複雑な治療食の作り方を伝えてもストレスになるだけである。「普段調理をしている」と話す患者に対しては、包丁や火は使えるか、台所にはどのような調理器具があるかなどを具体的に聴取する。

調理能力が備わった患者であっても、様々な理由で調理ができず、インスタント食品やレトルト食品を使用している場合があることに注意する。

栄養・食事指導

1 指導の方針

糖尿病患者の食事療法の基本は、「適正なエネルギー摂取量に抑える」「栄養バランスのよい食事を心がける」「規則正しい食習慣を心がける」の3つである。極端な食事の制限や特別な食品の摂取が必要なわけではない。

2 適正なエネルギー摂取量

主治医からエネルギー摂取量の指示が出ていれば、その内容に沿って具体的な栄養・食事摂取を指導する。特に指示がなければ、標準体重、性別・年齢・生活活動の程度・肥満や合併症の状態を考慮し、目安となる摂取エネルギー量を示す。一般的には、男性は1600～2000kcal、女性は1400～1800kcalの範囲で調整する。

BMI≧25の肥満者に対しては、身体活動量に関わらず20～25kcal×標準体重（kg）でエネルギー目標量を算出して伝える。3カ月で5％の体重減少を目標とする。

● ファストフードの利用頻度を減らす

ファストフードの頻繁な利用が、エネルギー過剰摂取の原因になっているケースは少なくない。一般に外食メニューのエネルギー量は高い。患者がそれを認識していない場合には、「ハンバーガー、フライドポテト、コーラのセットのエネルギー量は600～900kcal」「牛丼1杯は670～840kcalになる」といった具合にエネルギーの高さを具体例で示し、利用頻度を少なくするよう促す。

外食する際には、ハンバーガー、揚げ物、ラーメン、カツ丼などの高カロリーなメニューを避け、野菜類、海藻類、キノコ類、コンニャクなどの低カロリーな食材を多く取り入れたメニューを選ぶよう

指導する。オーダー前に栄養表示を確認することを習慣化し、患者自身でエネルギー量の高い食事を避けられるようになることが目標である。

3 栄養バランスのよい食事

摂取エネルギー量の制限内で、糖質・たんぱく質・脂質のバランスをとり、ビタミン・ミネラル・食物繊維を過不足なく摂取できるよう指導する。

「日本人の糖尿病の食事療法に関する日本糖尿病学会の提言」では、指示エネルギー量の50～60％を炭水化物（炭水化物＝糖質＋食物繊維）、20％以下をたんぱく質、残りを脂質でとることが望ましいとされている。

糖尿病の食事療法では、食事を「制限する」と考えがちだが、食品の質や食べ方に注意することで、日々の食事の選択肢が広がり、食事療法に取り組むモチベーションを向上させることができる。

● 食品を選択するポイント（糖質）

菓子類・清涼飲料水・果物などの単純糖質（ブドウ糖・果糖・ショ糖など）を多く含む食品は、急激な血糖上昇を招きやすく、耐糖能を悪化させやすい。一方、コメ・コムギ・ソバ・イモ類・マメ類などの複合糖質（主にデンプン）を多く含む食品は、単純糖質に比べて消化吸収が遅く、血糖上昇も緩やかである。

また、複合糖質を多く含む食品の中でも、精製度の低い食品（低GI食品）は、糖が穏やかに取り込まれ、インスリン分泌を抑制することができる。従って白砂糖、白米、白パン、うどんなど精製された糖質を多く含む食品を、玄米、オートミール、ソバ、ライ麦パンなど未精製の食品に置き換えることを提案してみる。

● 脂質の質を考慮した指導

脂質の摂取量は、例えばエネルギー摂取量制限が1800kcalである場合、約50g/日（植物油大さじ4くらい）が目安となる。飽和脂肪酸の摂取量の増加は糖尿病の発症リスクになり、多価不飽和脂肪酸の摂取がこれを低減する[1]。特に飽和脂肪酸であるトランス脂肪酸の摂取量が多いと、肥満を助長するとともにインスリン抵抗性が生じ、耐糖能を悪化させることが報告されている[2]。

飽和脂肪酸の多い食品（マーガリン・ショートニング・生クリーム・チョコレート・アイスクリーム・スナック菓子類・チーズ類・バラ肉・鶏皮・ベーコンなど）の摂取は控え、不飽和脂肪酸の多い食品（魚油・アマニ油・エゴマ油・オリーブオイル・ナッツ類など）から摂取するよう指導する。

● ビタミン、ミネラル、食物繊維

限られたエネルギー摂取量の食事では、ビタミン・ミネラル・食物繊維などが不足しやすい。丼物や麺類の単品のメニューよりも、食品の種類が豊富な定食メニューを選ぶよう指導する。単品メニューを選ぶときには、野菜中心の副菜（野菜サラダ・ヒジキの煮物・ホウレンソウとシラスのおひたしなど）を1品追加するようアドバイスする。

近年、主食を食べる前に、食物繊維を豊富に含んだ食品をよくかんで食べることが、食後血糖の上昇を抑制し、HbA1cの値を低くするとの研究結果が報告され、注目を集めている。

「日本人の食事摂取基準」（2015年版）では、食物繊維の摂取「目標量」は男性では20g以上、女性では18g以上と示されている。しかし、2015年度の「国民健康・栄養調査」の結果によると、男女ともに食物繊維の摂取量は不足傾向にあり、積極的な摂取が望まれる。

4 規則正しい食習慣

規則的に食事をする習慣を身に付けることが大切である。1日3回食事をする習慣は、食事回数を減らしたり、1食分を減らして何度も少量の間食をするよりも、血糖コントロールを良好に保つこと

につながる[3]。

朝食を抜くこと、遅い時間帯に夕食をとること、就寝前の夜食・間食をとることなどは、肥満を助長したり、血糖コントロール不良の原因となる。合併症のリスクも高まる[3]。従って1日に3回、1回の食事量を腹八分目に抑え、ゆっくりよくかんで食べるよう指導する。

5 食塩、アルコール、水分の摂取など

● 減塩

高血圧や腎症を合併している糖尿病患者には、食塩の摂取量が6g/日未満になるよう指導する（→44ページ「高血圧」の項参照）。高血圧や腎症を発症していなくても、食塩の摂取量が多い患者には、発症予防の観点から減塩をアドバイスする。

● 禁酒、減酒

原則として禁酒が望ましいが、合併症がない場合や肝疾患などがなく血糖コントロールが良好な場合には、医師に確認の上で、適量摂取にとどめるよう指導する。

飲酒量は、エタノール量で25g/日を上限とする。具体的には、ビールなら500mlを1缶、日本酒なら1合（約180ml）、焼酎なら1/2合（約90ml）、ウイスキーならダブル1杯（約60ml）、ワインならグラス2杯（約200ml）に相当する。また、週2回はアルコールを飲まない日を設けるよう指導する。

● 水分の摂取

水分の不足は、高血糖および低血糖の原因となる。日ごろの水分摂取方法を確認し、必要に応じて適切な水分補給を指導する必要がある。食事内容に気を使っている患者であっても、水分の摂取に意識が届いていないことがある。

激しい口渇に対して糖分を多く含むジュース類やアルコール飲料を多量に摂取していることや、逆に汗をかくことへの不快感、トイレの回数が増えることへのストレスから、水分摂取を極度に制限していることがある。

水・お茶など、糖質を含まない飲料を1日1L以上補給することが望ましい。ただし腎疾患を合併している患者は、水分制限が必要な場合もあるので、主治医からの指示を確認する。

● 高齢者、腎機能が低下した患者への指導

高齢者および腎機能が低下した患者の指導には特に注意が必要である。高齢者に対し、過度に血糖コントロールを重視した栄養・食事指導をすると、低血糖を起こしたり、低栄養状態に陥ったりするリスクがある。低栄養状態の継続はフレイルにつながり、寝たきりになる可能性も高まる（→138ページ「低栄養」の項参照）。

腎機能が低下した患者の食事指導はステージに応じて内容を変えなければいけない。腎機能の状態に応じ、主治医と連携して指導内容を見直す必要がある（→86ページ「慢性腎臓病」の項参照）。

6 調理をしない患者への指導

調理ができない、ほとんどしない患者には、惣菜・冷凍食品・インスタント食品・コンビニ食の活用を前提にした食事メニューを提案する。

患者が調理をするかどうかにかかわらず、治療食がどのようなものかを写真で示すと、患者の理解度は格段に高まる。

健康食品の利用

糖の吸収を抑え、血糖値の上昇を緩やかにするといった機能を持つ食品が市販されている。

例えば特定保健用食品（トクホ）にもある「難消化性デキストリン」を配合した食品は、通常の食事と同時に摂取すると小腸での糖質の消化吸収を穏

やかにし、食後の血糖上昇を抑制する働きが確認されている[4]。ただし過剰に摂取すると下痢を起こすリスクがあることに注意を促す。

α‐グルコシダーゼ阻害により、二糖類などの単糖類への分解を抑制する食品、糖を速やかにエネルギーに変え血糖上昇を抑制する食品なども販売されているが[5]、効果についてはまだ評価が固まっていないものが多い。

在宅の栄養・食事指導

在宅での栄養・食事指導は、患者の生活状況を把握することから始まる。まず、患者が普段、どんなものを食べているか聞き取る。居室や台所などを実際に見せてもらい、食材・食品、調理器具などから食習慣を把握し、介入ポイントを探る。指導する側の都合で、「理想的な食習慣」を押し付けてはならない。患者の調理レベルや経済レベルを考慮したうえで指導をするよう心がける。

入院時の厳格な食事制限を、患者が自ら自宅でも実行するのは困難なことである。飲酒や間食の摂取をコントロールできていないことが、居宅の様子から明らかになることもある。飲酒、間食の習慣の是正は、優先的に取り組むべき指導ポイントの一つである。

ただし長い期間を経て形成された食習慣を一度の指導で改善することは難しい。患者のQOLに配慮しつつ、中・長期的視野に立った指導を心がける必要がある。

参考文献

1) 糖尿病診療ガイドライン 2016、日本糖尿病学会、南江堂、東京、2016
2) 農林水産省「トランス脂肪酸に関する情報」、http://www.maff.go.jp/j/syouan/seisaku/trans_fat/
3) 日本糖尿病学会、糖尿病治療ガイド 2016-2017（抜粋）、http://www.jds.or.jp/modules/education/index.php?content_id=11
4) エキスパート管理栄養士養成シリーズ17　臨床栄養学 疾病編　第3版、嶋津孝 下田妙子編、化学同人、東京、2014
5) 国立健康・栄養研究所 https://hfnet.nih.go.jp/contents/indiv.html

栄養・食事指導 1

50歳女性のAさんが、近くの病院を受診した後、処方せんを持って薬局を訪れました。Aさんは次のように話しました。

> 健康診断で血糖値が185mg/dlと高くて、3カ月くらい前に病院に行きました。医師に「まずは食事に注意し、運動をしっかりして改善を目指しましょう」と言われて薬は出されなかったのですが、結局、血糖値が下がらず、今日から薬を飲むことになりました。1人暮らしで、夕食は遅い時間に外食ですませることが多いです。毎日晩酌もしています。でも、透析になるのはいやなので、改善したい気持ちはあるんです。

● 処方せん

　アクトス錠15mg　1錠
　　　　分1朝食後　28日分
　ジャヌビア錠50mg　1錠
　　　　分1朝食後　28日分

● 栄養・食事アセスメントの結果

　昨日の食事
　　朝：なし
　　昼：パスタ（カルボナーラ）、アイスコーヒー
　間食：菓子パン
　　夕：ご飯、肉じゃが、揚げ出し豆腐、ヒジキの煮物、サラダ、ビール350ml缶×2

・1日のエネルギー量：約1800kcal
・身長：158cm　・体重：70kg
・BMI：28.0kg/m²

栄養・食事指導の例

　今日処方されたジャヌビアは、比較的少ないですが、低血糖症状が起こることがあります。めまいやしびれ、冷や汗が出るといった症状を感じたら、お渡しするブドウ糖をすぐに摂取してください。食品で代用するときは、必ず糖分が入っていることを確認してください。シュガーレスや人工甘味料使用の食品では効果がないので注意してくださいね。

　薬を飲み始めても、食事には引き続き気を付けてください。1日の摂取カロリーだけでなく、摂取の内容とタイミングにも注意しましょう。ご飯、パン、パスタなどを、それだけで食べると、急激な血糖上昇を引き起こします。野菜や肉、魚などのおかずを一緒に食べる習慣をつけるとよいですよ。

　朝食を食べることは難しいですか。牛乳や野菜ジュースなどでもよいので、1日3食、規則正しく食事をすることで血糖値が安定しやすくなり、間食も減らせます。夕食の栄養バランスはよいですね。

　血糖値が安定するまでは、晩酌の回数を減らしてみませんか。アルコールは食欲を増す作用があるので、ついつい食べ過ぎてしまったり、長い時間食事を続けてしまったりして、血糖値が安定しない原因になります。

疾患ごとの栄養・食事指導　糖尿病

栄養・食事指導 2

糖尿病で薬物療法を受けている56歳男性Bさんの夫人Cさん（52歳）が、経口補水液を買いに薬局を訪れました。会計の際、次のように話しました。

> 夫が珍しく風邪を引いてしまいました。熱が38度以上出て、食欲がなく、下痢もしています。クリニックを受診したら、医師から「シックデイです。血糖値が大きく乱れるかもしれませんが糖尿病の薬は食欲が回復するまでいったん中止にしましょう。水分補給をしっかりしてください」と言われました。シックデイって何ですか。どんなことに注意すればよいのでしょうか。

● 処方せん
　なし

● 栄養・食事アセスメントの結果
　昨日の食事
　　朝：スポーツドリンク、みかん
　　昼：おかゆ、みそ汁（具なし）
　間食：ゼリー飲料
　　夕：スポーツドリンク、アイスクリーム

・1日のエネルギー量：約800kcal
・身長：165cm
・体重：68kg
　（風邪を引いてから体重が減少傾向）
・BMI：25.0kg/m²　・便の回数：5回軟便
・体温：38.5℃

栄養・食事指導の例

「シックデイ」とは、糖尿病の方が風邪をひくなどして発熱、下痢、嘔吐などが起こり、食事が十分にできない状態になったときのことです。血糖値が不安定になることがあるので、安静にしつつ、水分と栄養の補給をさせてあげてください。

消化がよい食事で、しっかり栄養をとることが大切です。おかゆ、おじや、煮込みうどん、茶わん蒸し、半熟卵、プリンなどの栄養価の高い食事を食べさせてあげてください。固形物を口にすることが難しいなら液状、ゼリー状の栄養補助食品でもいいのです。食欲がなくても、脱水症状を防ぐために十分な水分摂取を心がけてください。下痢が続くと塩分やミネラルも失われやすいので、経口補水液やスポーツドリンクでこまめに補給しましょう。

お薬の中止は、シックデイに伴う一時的なものなので安心してください。ただし、下痢、激しい口渇、嘔吐が続く、呼吸が苦しいなどの症状を感じたらすぐに医師に連絡してください。

COLUMN

外食メニュー&市販食品のエネルギー・栄養素

インターネット上の公開情報を基に、主な外食メニュー、市販食品のエネルギー量、栄養素量をまとめた。数値は2017年7月5日の検索結果に基づく。100g当たりの表示はパッケージ当たりに換算した。メニュー、製品の仕様などは変更される可能性があるので、食事相談などで使う際には最新情報を確認していただきたい。

（日経メディカル開発・編集部）

		エネルギー(Kcal)	たんぱく質(g)	脂質(g)	炭水化物(g)	食塩相当量(g)
ファストフード	**日本マクドナルド**					
	ダブルチーズバーガー	463	27.4	25.2	31.6	3.8
	てりやきマックバーガー	496	14.6	32.3	36.9	1.9
	チーズバーガー	310	16.2	13.5	30.8	2.4
	ビッグマック	530	27.1	28.2	41.9	3.4
	ハンバーガー	260	13.3	9.6	30.2	1.9
	ホットケーキ	305	8	8.9	48.2	1.6
	マックフライポテト（S）	232	2.9	12.1	28.2	0.6
	マックフライポテト（M）	424	5.3	22	51.4	1.1
	マックフライポテト（L）	534	6.6	27.7	64.8	1.5
	チキンマックナゲット 5ピース	263	15.5	16.1	14	1.3
	ホットアップルパイ	211	1.7	10.9	26.3	0.6
	コカ・コーラ（S）	90	0	0	22.7	0.0
	コカ・コーラ（M）	140	0	0	35.1	0.0
	コカ・コーラ（L）	181	0	0	45.4	0.0
	マックシェイク バニラ（S）	205	4.2	1.1	44.5	0.3
	マックシェイク バニラ（M）	321	6.9	1.8	69.3	0.4
	ロッテリア					
	ロッテリアハンバーガー（うまみーと）	321	11.8	16.5	30.6	2
	エビバーガー	492	12.4	30.8	28	2.5
	絶品チーズバーガー	455	18.6	30	27.8	2.2
	リブサンドポーク	467	18.8	26.2	37.3	2.5
	チキンからあげっと（3個入り）	181	5.9	13.3	9.1	1.3
	フレンチフライポテト（S）（アメリカ産）	211	2.4	10.9	26.3	0.5
	フレンチフライポテト（M）（アメリカ産）	279	3.2	14.4	34.8	0.7
	フレンチフライポテト（L）（アメリカ産）	465	5.3	24	58	1.1
	シェーキ（バニラ風味）	181	3.9	6.1	27.6	0.3
	スイーツシェーキ（ピーチ＆ラッシー）	260	3.4	10	39.5	0.5

		エネルギー (Kcal)	たんぱく質 (g)	脂質 (g)	炭水化物 (g)	食塩相当量 (g)
ファストフード	**吉野家**					
	牛丼　並盛	669	19.4	23.4	95.1	2.7
	牛丼　大盛	867	24	27.9	129.7	3
	豚丼　並盛	593	21.5	15.4	92.1	2.5
	豚丼　大盛	792	27.6	19.2	127.2	3.1
	牛皿　並盛	286	12.6	22.3	8.8	2
	牛皿　大盛	339	14.9	26.3	10.5	2.5
	朝定食　焼魚定食	555	24.3	11.9	87.7	7.7
	朝定食　納豆定食	597	24	13.6	92.9	2.3
	松屋					
	牛めし　並盛	709	18.8	23.8	100.6	3.1
	牛めし　大盛	945	24.1	29.6	139.7	3.5
	オリジナルカレー　並盛	655	12.5	15	113.6	5.4
	オリジナルカレー　大盛	871	16	18.2	155.3	6.2
	ハンバーグカレー　並盛	960	32.9	33.5	128	7.1
	ハンバーグカレー　大盛	1176	36.4	36.7	169.7	7.9
ファミリーレストラン	**デニーズ**					
	ビーフシチュー	591	22.8	46.3	22	2.6
	和風ハンバーグ	541	23.2	40	22.2	3.2
	チキン南蛮膳	829	33.6	24.7	115.7	5.9
	醤油ラーメン	573	27.6	18.9	73.5	7.9
	担々麺	1172	34.9	76.8	86.1	9.7
	ソースヒレカツ丼と半熟たまごうどん	749	22.8	18.8	116.3	7.7
ビール・発泡酒・ノンアルコール	**キリンビール**					
	キリン一番搾り生ビール（アルコール分5%）350ml	143.5	1.05〜2.1	0	糖質9.45	0
	パーフェクトフリー（アルコール分0%）350ml	0	0〜0.7	0	糖質0	0〜0.35
	キリン零ICHI（アルコール分0%）350ml	28	0〜0.7	0	糖質7	0〜0.35
	アサヒビール					
	アサヒスーパードライ（アルコール分5%）350ml	147	0.7〜1.4	0	糖質10.5	0〜0.07※
	アサヒスタイルフリー（アルコール分4%）350ml	84	0	0	糖質0	0〜0.11※
	アサヒドライゼロ（アルコール分0%）350ml	0	0	0	糖質0	0〜0.09※
つまみ類	**カルビー**					
	ポテトチップスうすしお味（60g）	336	3.1	21.6	32.3	0.6
	ピザポテト（77g）	425	4.2	26.5	42.4	1
	コイケヤ					
	ポテトチップスうすしお味（60g）	340	2.4	21.6	34	0.7
	カラムーチョチップスホットチリ味（55g）	308	2.9	19.8	29.5	0.8
	なとり					
	マイハッピーバリュー　さきいか（63g）	182	21.7	0.3	23.1	3.2
	北海道産　鮭とば（120g）	293	55	5.4	6.1	5.6
	パリパリ昆布（12g）	26	3.3	0.2	5.4	2.2

※ ナトリウム量から食塩相当量を計算（食塩相当量（g）＝ナトリウム量（mg）×2.54÷1000）

慢性腎臓病（CKD）

- 食塩、たんぱく質、カリウム、水分、リンを制限
- 食材と調理法の工夫でカリウムを低減
- エネルギー不足にならないよう注意

疾患と栄養・食事[1]

慢性腎臓病（CKD）は蛋白尿などの腎障害や、腎機能の低下が持続する疾患である。日本の患者数は約1330万人と推計されている（表1）。

CKDの重症度は原因、腎機能、アルブミン尿によって評価・分類される（表2）。重症化すると心血管疾患（CVD）のリスクが高まり、末期腎不全では透析や腎移植が必要になる。患者のQOLを大きく悪化させるだけでなく、国民医療費の増加にもインパクトが大きい疾患である。

CKDは進行性で、不可逆的な糸球体濾過量（GFR）の低下を引き起こすことが多い。しかし薬物療法と併せて食事療法、生活指導を実施することでCKDの進行および合併症の発症と進展を遅らせることができる。

食物からたんぱく質を多量に摂取すると、腎臓から排泄される窒素代謝物が増えて負担が大きくなる。腎臓への負担を軽減するために、たんぱく質の摂取量をコントロールする必要がある。その際、エネルギー不足に陥らないよう、的確な栄養・食事指導が求められる。

CKD患者は、腎臓のナトリウム排泄能力も低下する。食事からナトリウムを過剰摂取すると体液過剰となり浮腫が起きやすいので、食塩の摂取コントロールも重要になる。

CKDの重症度がG4〜G5（表2）では、高カリウム血症、高リン血症、低カルシウム血症などの電解質の異常が起こりやすい。特に高カリウム血症は重篤な不整脈を引き起こす恐れがあり、カリウム摂取を制限する栄養・食事指導が必要になる。

糖尿病の3大合併症の一つ「糖尿病性腎症」は末期腎不全になる最大の原因である。透析の導入を防ぐためにも、糖尿病患者の適切な血糖コントロールが重要である。（→76ページ「糖尿病」の項参照）

血圧が高いほど腎障害のリスクが高まり、また、CKDは血圧上昇の原因ともなる。脂質異常症もCKDの発症・進展のリスク因子である。また、肥満は蛋白尿および末期腎不全のリスク因子であり、高尿酸血症は腎障害の原因となる。（→「高血圧」

表1　CKDの定義[1]

① 尿異常、画像診断、血液、病理で腎障害の存在が明らか。特に0.15g/gCr以上の蛋白尿（30mg/gCr以上のアルブミン尿）の存在が重要

② GFR＜60mL/分/1.73m^2

①、②のいずれか、または両方が3カ月以上持続する

疾患ごとの栄養・食事指導　**慢性腎臓病（CKD）**

表2　CKDの重症度分類

原疾患		蛋白尿区分		A1	A2	A3
糖尿病		尿アルブミン定量（mg/日） 尿アルブミンCr比（mg/gCr）		正常	微量 アルブミン尿	顕性 アルブミン尿
				30未満	30〜299	300以上
高血圧 腎炎 多発性嚢胞腎 移植腎 不明　その他		尿蛋白定量（g/日） 尿蛋白Cr比（g/gCr）		正常	軽度蛋白尿	高度蛋白尿
				0.15未満	0.15〜0.49	0.50以上
GFR区分 （mL/分/ 1.73m²）	G1	正常または高値	≧90			
	G2	正常または軽度低下	60〜89			
	G3a	軽度〜中等度低下	45〜59			
	G3b	中等度〜高度低下	30〜44			
	G4	高度低下	15〜29			
	G5	末期腎不全（ESKD）	＜15			

重症度は原疾患・GFR区分・蛋白尿区分を合わせたステージにより評価する。CKDの重症度は死亡、末期腎不全、心血管死亡発症のリスクを　　　のステージを基準に、　　　、　　　、　　　の順にステージが上昇するほどリスクは上昇する

（KDIGO CKD guideline 2012を日本人用に改変）　出典：日本腎臓学会「CKD診療ガイド2012」

「脂質異常症」「肥満症」「高尿酸血症」の項参照）。

CKDが進行すると、「骨・ミネラル代謝異常（CKD−MBD）」が起こることがあり、血清リンの是正が必要となる。血清リンが上昇する前から、リンの摂取量管理が推奨されている。

薬物療法と栄養・食事[1]

CKDと高血圧が合併した患者には降圧剤を使用する。すべての重症度のCKD患者に対してARBおよびACE阻害薬が使用可能であるが、高カリウム血症が起こることがあるので、食事からのカリウム過剰摂取に注意を要する。

利尿薬は降圧だけでなく浮腫の改善の目的でも用いられる。その際、カリウムやナトリウムなどの血清ミネラル値に影響を及ぼし、代謝異常が起こることもある（→44ページ「高血圧」の項参照）。

高カリウム血症治療薬の陽イオン交換樹脂や尿毒症治療薬の球形吸着炭は、便秘や食欲不振などの副作用を起こしやすい。便秘対策としてカリウムが豊富な野菜や果物を摂取すると血清カリウムの上昇につながる恐れがある。

代謝性アシドーシスの治療に使われる炭酸水素ナトリウムはナトリウム含有量が高いので、食塩摂取量に注意が必要である。

高リン血症治療薬の炭酸カルシウムは血清カルシウムの上昇を起こすことがあり、リン結合性ポリマー製剤は便秘や腹部膨満感の副作用が起こりやすい。薬の作用を前提とした食事指導をする。

活性型ビタミンD製剤は腸管内でカルシウムの吸収を促進する。炭酸カルシウムが処方されていたり、カルシウムを含むサプリメントを常用している場合は、高カルシウム血症に注意が必要である。

ナトリウム低含有の腎不全用のアミノ酸輸液製剤が市販されているが、輸液のみで栄養をとろうとすると栄養素が不十分になることがある。不足する栄養素がないか事前に検討し、必要に応じて補完のための栄養・食事指導をする。

栄養・食事指導への誘導

CKDは、初期段階では自覚症状がほとんどなく、食習慣の意識付け、持続が難しい。来局時の患者の言動に気を配り、チャンスを捉えて食事が病気の進展に大きく影響することを説明する。

「最近、腎臓の検査値が悪くなってきて不安だ」「透析にはなりたくない」などと患者が話した際は指導に導く好機である。「毎日の食事に気を付けるのは大変ですね。よろしければ食事内容を教えていただけますか」などと語りかけるとよい。

待合室に食事に関する資料を配置したり、ポスターを掲示したりすることも有効である。資料を手に取ったり、眺めたりしている人は栄養・食事指導に興味を持っている可能性が高い。「何か気になることがありましたか」「腎臓病の食事について興味がありますか」などと、積極的に声をかけると指導につながりやすい。

アセスメント

主治医や医療機関の管理栄養士から食事指導の指示が出ていないかを確認する。特にCKDステージ3以降は、腎臓専門医から食事について指示が出ていることが多い。

基礎的な患者情報を聴取するとともに、患者の食生活や嗜好を確認する。調理は自分で行えるか、調理してくれる人がいるかなども聞き取っておく。(→**基本的な確認項目は144ページ参照**)

1 1日の栄養摂取量の算出

1日のエネルギー、たんぱく質、食塩、カリウムなどの摂取量を算出する。患者から1日の食事内容の聞き取りをするか、あるいは記録を付けてもらい、食品・調味料を1つひとつ調べて合計する。文部科学省「日本食品標準成分表」が活用できるほか、PC向けの栄養計算ソフト、スマートフォン向けのアプリもある。

2 検査値の確認

腎臓に関する検査値には、尿素窒素（BUN）、血清クレアチニン（Cre）、推算糸球体濾過量（eGFR）、血清カリウムなどがある。検査の結果に対して医師からどのような指導を受けたか確認する。

栄養・食事指導

1 指導の方針

日本腎臓学会「慢性腎臓病に対する食事療法基準2014年版」において、CKDステージごとに食事療法基準が定められている（**表3**）。ステージ1（GFR≧90）、ステージ2（GFR60～89）の患者に対しては過剰なたんぱく質の摂取を防止し、食塩については1日当たり3g以上6g未満の摂取が目安となる。

ステージ1、2の患者は、1.3g/kg標準体重/日を超えないことを過剰摂取防止の目安としている。ただし糖尿病腎症のステージ1、2患者にはより厳格に「1.0～1.2g/kg標準体重/日」を目標としてもよい。

食塩の摂取制限は、基本的に、高血圧の栄養・食事指導と同じである。ステージ3aからたんぱく質の制限が、ステージ3bからカリウムの制限が始

疾患ごとの栄養・食事指導　慢性腎臓病（CKD）

表3　CKDステージによる食事療法基準[2)]

ステージ（GFR）	エネルギー（kcal/kgBW/日）	たんぱく質（g/kgBW/日）	食塩（g/日）	カリウム（mg/日）
ステージ1（GFR≧90）	25～35	過剰な摂取をしない	3≦　＜6	制限なし
ステージ2（GFR60～89）	25～35	過剰な摂取をしない	3≦　＜6	制限なし
ステージ3a（GFR45～59）	25～35	0.8～1.0	3≦　＜6	制限なし
ステージ3b（GFR30～44）	25～35	0.6～0.8	3≦　＜6	≦2000
ステージ4（GFR15～29）	25～35	0.6～0.8	3≦　＜6	≦1500
ステージ5（GFR＜15） 5D（透析治療中）	25～35	0.6～0.8	3≦　＜6	≦1500
	別表			

注）エネルギーや栄養素は、適正な量を設定するために、合併する疾患（糖尿病、肥満など）のガイドラインなどを参照して病態に応じて調整する。性別、年齢、身体活動度などにより異なる
注）体重は基本的に標準体重（BMI＝22）を用いる　　　出典：日本腎臓学会編「慢性腎臓病に対する食事療法基準2014年版」

表4　CKDステージによる食事療法基準（別表）[2)]

ステージ5D	エネルギー（kcal/kgBW/日）	たんぱく質（g/kgBW/日）	食塩（g/日）	水分	カリウム（mg/日）	リン（mg/日）
血液透析（週3回）	30～35[注1, 2]	0.9～1.2[注1]	＜6[注3]	できるだけ少なく	≦2000	≦たんぱく質（g）×15
腹膜透析	30～35[注1, 2, 4]	0.9～1.2[注1]	PD除水量（L）×7.5＋尿量（L）×5	PD除水量＋尿量	制限なし[注5]	≦たんぱく質（g）×15

注1）体重は基本的に標準体重（BMI＝22）を用いる
注2）性別、年齢、合併症、身体活動度により異なる
注3）尿量、身体活動度、体格、栄養状態、透析間体重増加を考慮して適宜調整する
注4）腹膜吸収ブドウ糖からのエネルギー分を差し引く
注5）高カリウム血症を認める場合には血液透析同様に制限する

出典：日本腎臓学会編「慢性腎臓病に対する食事療法基準2014年版」

まる。透析段階になると水分、リンの制限も加わる。（表3、4）

ステージ3a（GFR45～59）より重症の患者には、腎臓専門医と一般医が連携して診療に当たることが推奨されている。薬局では、医師や医療機関の管理栄養士からの食事についての指示を、患者がしっかり実行できるようサポートする。

腎臓病の食事療法を新たに始める患者の中には、すでに糖尿病の食事療法を経験した人もいる。糖尿病の食事療法をしっかり実施していた患者ほど「太ってはいけない」との意識が強く、エネルギー不足に陥りやすい。エネルギーが不足すると筋肉などのたんぱく質が分解され、たんぱく質制限の効果が薄れてしまうことを患者によく説明する必要がある。

2 調理能力が高い患者への指導
（調理能力が高い介助者がいる場合を含む）

● たんぱく質

たんぱく質の摂取量を抑えつつ体の維持に必要な必須アミノ酸を充足させるために、主要なたんぱく質源としては、必須アミノ酸がバランスよく含まれた食品を選ぶことが望ましい。

必須アミノ酸のバランスを表す指標として「アミノ酸スコア」3)がある。過不足なく必須アミノ酸が含まれた食品は「アミノ酸スコア100」に近くなり、低含有の必須アミノ酸があるとスコアは低くなる。牛肉、豚肉、鶏肉などの肉類、アジ、イワシ、サバなどの魚類、鶏卵、牛乳などはアミノ酸スコアはほぼ100である。一方、ご飯は必須アミノ酸の一つリジンの含有量が少なくアミノ酸スコアは低い。

摂取したたんぱく質に対して、炭水化物と脂質をどれくらい摂取すれば、効率よくたんぱく質として利用できるかを示した「NPC/N比」も有用な指標である。

高齢者では、通常、1日当たりのたんぱく質摂取量が目標値の「1.3g/kg標準体重/日」を超えることは少ない。ただし肉、刺身（マグロなど）、ダイズ製品などが好きな人で、これらの食品を毎食複数食べる食習慣があると過剰になることもある。例えば、マグロの刺身1人分には約37g、ブタの生姜焼き1人分は約20g、豆腐半丁に約10g、納豆1パックに約8gのたんぱく質が含まれており、合計で75gとなる。標準体重50kgの人の過剰摂取防止の目安量は65g/日なので、これらを1日ですべて食べると過剰となる。

たんぱく質を過剰摂取している患者には、たんぱく質含有量の多い肉類や魚介類、卵、ダイズ・ダイズ製品などの摂取は、1食1品程度にとどめるようアドバイスする。

なお、ウエートトレーニングなどをしている人が、ダイズや牛乳由来のたんぱく質高含有食品「プロテイン」を利用している場合がある。CKD患者および腎機能が低下傾向の人については、1日のたんぱく質の摂取量を確認し、必要に応じて減量、中止をアドバイスする。

腎機能がCKDステージ3a（GFR＜60）より悪化した患者には、たんぱく質の摂取制限が必要となる。たんぱく質は肉類、魚介類、卵、ダイズ・ダイズ製品、牛乳・乳製品に多く含まれるが、ご飯やパン、麺類、野菜にも含まれる。献立を考える際には、まず、それぞれの食品群から摂取するたんぱく質の割合を大まかに振り分ける。

例えば摂取目安の約半分を肉類、魚介類、卵、ダイズ・ダイズ製品、牛乳・乳製品から、約35％をご飯やパン、麺類などの主食から、約6％を野菜から、残り約3％ずつを果物、イモ類、調味料から摂取すると配分したうえで、エネルギーと栄養バランスを考慮して全体のメニューを決める。

● エネルギー

たんぱく質を制限すると、摂取エネルギー量も少なくなりやすいので、たんぱく質をほとんど含まないオリーブ油、ゴマ油、バター、ドレッシングなどの油脂類、あるいは砂糖、春雨、葛きりなどを積極的に摂取するよう指導する。例えば、ホウレンソウのおひたしをゴマ油を使ったナムルにしたり、サラダや肉炒め、肉じゃがに春雨を加えるなどの工夫を提案するとよい。

マヨネーズの主な原料は油、卵、酢である。たんぱく質も少量含まれるが、効率よくエネルギー摂取ができ、CKD患者向けの調味料に適している。

また中鎖脂肪酸はココナッツオイルやパームフルーツに含まれる成分であり、肝臓で素早く分解され、短時間でエネルギーになるのでCKDの患者に適している。中鎖脂肪酸を多く含む食用油が市販されている。

● カリウム

CKDステージ3b以降は主治医の指示のもと、カリウム摂取を2000mg/日以下に制限する。

カリウムは野菜、イモ類、果物、マメ類に多く含まれている。野菜ジュースやトマトジュースにも多く含まれている場合がある。イモ類では、サツマイモ、サトイモなどに多く含まれる。加工食品や、菓子にも注意が必要である。

果物ではバナナやメロン、スイカ、アボカド、ド

ライフルーツなどは特に多い。缶詰の方が生よりもカリウム含有量は少ない。例えば、生のミカンは150mg/100gであるが、缶詰は75mg/100gである。ただし缶詰のシロップはカリウム高含有なので飲まないよう指導する。

豆乳や野菜ジュースのほか、緑茶や抹茶、インスタントコーヒーなどもカリウム高含有である。一般的に、緑茶よりほうじ茶やウーロン茶、紅茶、麦茶の方がカリウム含有量は少ない。

カリウムは水に溶けるので、調理法の工夫で摂取量が減らせる。ゆでると、生に比べて、ホウレンソウなどの葉茎菜類は約45%、インゲンなどの未熟豆類では約30%カリウムの摂取量が少なくできる。ゆでこぼす場合はたっぷりの水でゆでる。ただし、カボチャ、トウモロコシ、エダマメ・ダイズなどは、ゆでこぼしてもカリウムが減少しにくい。

水にさらすだけでも、タマネギなどはカリウムの約40%が除去できる[4]。水にさらした後はよく水気を切り、さらした水は使用しない。

また、切り方についてはざく切りよりも千切りなど、表面積が大きくなる切り方にした方が、カリウムが溶出しやすく、摂取を減らせる。(→ **44ページ「高血圧」の項参照**)

❸ 外食・弁当が多い患者への指導
（外食・弁当の選び方）

外食する際は、栄養成分を表示している飲食店を利用するようアドバイスする。患者の標準体重を基に、エネルギー、たんぱく質、食塩相当量、カリウムなどについて1食当たりの適切な摂取量を計算して伝えておく。

弁当や総菜を利用したい患者には、「治療用特殊食品」を活用するようアドバイスするとよい。たんぱく質は少なく、高エネルギーに調整した食品が市販されている。例えば通常のご飯180gを同量のたんぱく質調整ご飯180gに代替した弁当を選べば、たんぱく質の摂取量が約4.3g低くできる。レトルト食品、インスタント食品、乾麺など様々な形態がある。冷凍弁当などもある。

在宅栄養指導のポイント

管理栄養士の訪問回数は、最大でも月2回に限られる。従って管理栄養士と薬剤師のみならず、ケアマネジャー、看護師、訪問介護職員などとの連携も重要である。多職種に確認や声かけを依頼したり、情報共有をすることで、より手厚い患者サポートが可能になる。

独居患者で、介入職種が少ない、デイサービスをほとんど利用していないといった場合には、低栄養のリスクに気を付ける。食塩やたんぱく質の制限を気にし過ぎるあまり、エネルギーや特定の栄養素の不足に陥ることがある。訪問の際、生活の様子の念入りな聞き取り、台所の様子の観察などが大切である。

介護者の健康にも注意を払う。患者と介護者が同じ内容の食事をとっている場合、介護者がたんぱく質不足で低栄養になるリスクがある。「自分だけ普通のメニューを食べることにひけ目を感じる」と訴える介護者には、患者を支えるためにも介護者が元気でいることが大切である旨を伝える。

食事内容を大幅に変えずに栄養を強化する方法として、主菜の量を増やしたり、おやつに牛乳を飲むなどの方法がある。患者、介護者の事情に応じた解決策を一緒に考えることが重要である。

参考文献
1) CKD診療ガイド2012、日本腎臓学会編、東京医学社、東京、2012
2) 慢性腎臓病に対する食事療法基準2014年版、日本腎臓学会編、東京医学社、東京、2014
3) 厚生労働省「e-ヘルスネット」
4) 東京都病院経営本部ホームページ、http://www.byouin.metro.tokyo.jp/eiyou/jinzou03.html

栄養・食事指導 1

50歳女性のAさんは処方せんを持って薬局を訪れ、次のように話しました。

> 健康診断で腎臓の数値が悪く、病院に行ったら慢性腎臓病だと言われました。医師に「今は初期の『ステージ3』ですが、症状が進むと透析になることもあります。薬をしっかり飲んで血圧を下げましょう。塩分やたんぱく質のとり過ぎにも気をつけてください」と言われました。透析にはなりたくないので、がんばろうと思います。でもたんぱく質をとり過ぎないようにって、何に気を付ければいいんでしょうか。

● 処方せん
　テルミサルタン40mg　1回1錠（1日1錠）
　　1日1回　朝食後　14日分

　食事について医師指示：たんぱく質60g/日

● 栄養・食事アセスメントの結果
　昨日の食事
　　朝：食パン（6枚切り1枚）、目玉焼き、
　　　　ソーセージ3本、野菜ジュース、バナナ1本
　　昼：ラーメン
　　夕：ご飯、アジの干物、みそ汁（豆腐、ナメコ）、
　　　　漬物
　　間食：紅茶

・身長：165cm
・体重：60kg（標準体重60kg）
・食塩摂取量：11.0g/日
・たんぱく質摂取量：70g/日

栄養・食事指導の例

　腎臓は血液中の老廃物を尿に排出するなどの働きをしています。たんぱく質をたくさん食べると老廃物もたくさん出て、腎臓に負担がかかります。ですから、とり過ぎないよう気を付ける必要があります。ただし、たんぱく質は体に必要な栄養素なので、医師の指示量は摂取することが大切です。

　Aさんの1日のたんぱく質摂取指示量は60gです。昨日の食事ではたんぱく質が70gでしたから少しとり過ぎています。たんぱく質は肉、魚、ダイズ製品、卵などメーンのおかずとなる食品に多く含まれます。例えば朝の目玉焼き、ソーセージはどちらか一方にするなど、たんぱく質が多く含まれる食品は、朝昼夕それぞれの食事でいずれか1品目ずつ、1日当たり3品目程度を目安にするとちょうどよくなると思います。

　医師が言われたように、食塩の摂取量を減らすことも大切です。干物は塩分が多いので、刺身を、しょうゆの代わりにねぎやわさびなどの薬味、ポン酢を使って食べるとよいですよ。ラーメンや漬け物を食べる頻度や量にも注意していきましょう。

疾患ごとの栄養・食事指導　慢性腎臓病（CKD）

栄養・食事指導 2

病院を受診した帰りに60歳男性のBさんが処方せんを持って薬局を訪れました。Bさんは次のように話しました。

> 高血圧があり、体重が増えないよう気を付けていました。3カ月前に腎臓も悪いと言われました。「CKDステージ3」のようです。たんぱく質の摂り過ぎがよくないと言われ食事に気を付けていたら、体重が減ってきました。今日、医師に「エネルギーが足りていないからもっと食べるように」と言われたのですが、たんぱく質は減らして、エネルギーはもっととれってどうすればいいんでしょうか。食事は妻が作ってくれています。

● 処方せん

イルベサルタン　50mg　1回1錠（1日1錠）
　1日1回　朝食後　28日分

食事について医師指示：
　1800kcal/日、たんぱく質60g/日

● 栄養・食事アセスメントの結果

昨日の食事
　朝：野菜サンドウィッチ、コーンスープ
　昼：炊き込みご飯、焼き魚（タラ）
　夕：ご飯、キムチ鍋（タラ、ネギ、キムチ、豆腐）
　間食：コーヒー（ミルク、砂糖）

・身長：170cm
・体重：58kg（標準体重64kg）
・1日のエネルギー量：1300kcal
・たんぱく質摂取量：60g/日

栄養・食事指導の例

　CKDの患者さんは腎機能が低下しているので、たんぱく質を制限して、腎臓を労わる必要があります。Bさんは医師に言われた通り、しっかり食事を管理して、たんぱく質を60g/日にできています。ただ、食事の量そのものを減らしたために、必要なエネルギーがとれなくなったようです。
　エネルギーが不足すると、体内のたんぱく質が分解され、たんぱく質を制限した効果が薄れてしまいます。ですからたんぱく質を減らしてもエネルギーは十分にとることが大切なのです。
　たんぱく質や食塩をなるべく減らしつつエネルギーをしっかり確保するには、砂糖や春雨あるいはオリーブ油やバターなどの油脂類を使った料理を食べるとよいですよ。
　Bさんの昨日の食事のエネルギーは約1300kcal、たんぱく質は約60gでした。医師の指示は1800kcal、たんぱく質60gですから、エネルギーが500kcal足りていません。
　例えば、朝はトーストとサラダにして、トーストに多めのバターとジャムを塗り、サラダにオリーブ油をかけます。それからお昼の焼き魚をフライに、夜の鍋には春雨を入れ、間食のコーヒーにくずきりをプラスすると約1800kcalとなります。紙に書いてお渡ししますので、奥様にもお伝えください。

高尿酸血症

- 栄養・食事指導の主眼はエネルギー摂取の適正化
- プリン体摂取は400mg/日未満を目標に
- 砂糖・果糖、アルコールの過剰摂取を避けて、水分補給は十分に

疾患と栄養・食事

高尿酸血症は「年齢・性別を問わず、血清尿酸値が7.0mg/dlを超えるもの」と定義されている[1]。痛風関節炎は高尿酸血症の合併症の一つである。尿酸の飽和濃度（7.0mg/dl）を超える高尿酸血症が長期にわたり続くと、尿酸が足の親指などの関節に沈着して炎症を起こし、激しい痛みが起こる。

血清尿酸値には明らかな性差があり、平均値は男性の方が高い。痛風患者も男性が圧倒的に多い。特に日本では男女差が大きく、痛風専門外来の女性患者は1.4%にとどまるとの報告もある。女性に高尿酸血症、痛風が少ないのは女性ホルモンに尿酸排出を促す作用があるためで、閉経後に血清尿酸値は上昇する。

痛風関節炎を繰り返す患者、痛風結節を認める患者には、薬物治療で血清尿酸値を6.0mg/dl以下に維持することが強く推奨されている。

一方、痛風関節炎、痛風結節がない患者については、まず生活習慣の改善を指導することが推奨されている。

高尿酸血症・痛風と栄養・食事については、様々な疫学研究の報告がある。肥満と血清尿酸値との間には正の相関関係があり、体重減少とともに血清尿酸値が改善するとの報告がある。

また、痛風になったことがない男性を対象にした12年間のコホート研究では、肉類の摂取量が多い集団は少ない集団より痛風の発症リスクが1.4倍高く、魚介類の摂取量が多い集団は少ない集団より1.5倍高かった。アルコールの摂取量が多い集団は、少ない集団よりリスクが高かった。

一方、乳製品の摂取量が多い集団は少ない集団の0.6倍とリスクが低かった。プリン体含有量の多い野菜の摂取に関しては、痛風のリスクとの関係は認められなかった。

コーヒーを毎日1杯以上飲むグループは飲まないグループにくらべて痛風発症リスクが低かったとの報告もある。ただし総カフェイン摂取量との関係は認められていない。

砂糖入りのソフトドリンクの摂取量が多い集団は少ない集団に対してリスクが高かった。果糖の摂取量が多い集団ほど、痛風発症のリスクが高かった。

高尿酸血症の患者への栄養・食事指導については、プリン体高含有の食品を制限することが重視された時代もあったが、現在は総エネルギー制限に主眼が移行している。

運動については、週3回程度の軽い運動を継続して行うことが好ましいとされている。過度な運動は血清尿酸値の上昇を招く恐れがある。

疾患ごとの栄養・食事指導　**高尿酸血症**

薬物療法と栄養・食事

　尿酸降下薬には「尿酸排泄促進薬」「尿酸生成抑制薬」がある。尿酸排泄低下型の患者には尿酸排泄促進薬、尿酸産生過剰型の患者には尿酸生成抑制薬の使用が基本となる。

　尿酸排泄促進薬を使用する場合は尿路結石の発現に注意し、尿pH6.0～7.0を維持するため尿アルカリ化薬を併用する。尿路結石の発生防止には、尿量を2000ml／日以上確保することが目標であるため、飲水指導が重要である。水分の補給源として、アルコール、糖分やプリン体を多く含むものは避ける。

　尿酸排泄促進薬「ベンズブロマロン」の副作用には重篤な肝障害がある。悪心、嘔吐、食欲不振などの初期症状を見逃さないよう注意する。

　痛風発作の前兆期には痛風発作治療薬である「コルヒチン」1錠（0.5mg）を用い、発作を頓挫させる。コルヒチンはCYP3A4で阻害されることが知られており、グレープフルーツジュースとの併用には注意が必要である。

　痛風発作の極期には非ステロイド抗炎症薬（NSAID）が有効である。胃腸障害の副作用が報告されているのでなるべく食後の服用を勧める。

栄養・食事指導への誘導

　痛風関節炎、痛風結節がない「無症候性高尿酸血症」の人は、医療機関を受診していないことも多い。「今回の健康診断で尿酸値が高かった」といった話を患者から聞いたら、高尿酸血症が続くと痛風のリスクが高くなることを伝えて指導に導く。

　患者は、栄養・食事指導を受けた後にいったんは食習慣が改善しても、反動で以前より乱れることもある。指導後も「改善は続いているか」「何か疑問点はないか」などと声をかけ、患者の要望に応じて2回目、3回目の指導をする。

　患者が自発的に食習慣の改善・飲酒の制限などに取り組めるようになるまで、繰り返し粘り強く栄養・食事指導を行うことが大切である。

アセスメント

　患者が医師、病院栄養士から指示を受けていればその内容を確認する。体脂肪、血清尿酸値、血圧、血糖、総コレステロール、中性脂肪、腎臓、肝臓、尿pHなどの患者情報、生活習慣を聞き取る。運動習慣、起床時間、朝食の摂取、排便、昼寝、睡眠などの状況も聞き取る。標準体重、BMIを算出する。より正確なアセスメントのために、健康診断の結果などを見せてもらえるとよい。

　1日（できれば3日間）の食事内容から摂取エネルギーのほかプリン体、アルコールなどの1日摂取量を算出し、目標との乖離を確認する。

栄養・食事指導

1 指導の方針

　患者が肥満の状態であれば、適正体重（BMI＜25kg／m²）への復帰を目指して栄養・食事指導を行う。プリン体の摂取量は400mg／日未満を目標とするが、低たんぱく質・高炭水化物食は高頻度でインスリン抵抗性が発症するため好ましくない。プリン体が少ない乳製品を積極的に摂取するよう伝える。ショ糖（砂糖）、果糖、アルコールの過剰摂取をしないよう指導する。

2 摂取エネルギーと食習慣の適正化

　BMI≧25kg／m²の肥満者には、「3～6カ月

で3%の減量」を目標として示す。達成のために1日の摂取エネルギーを25kcal×標準体重に抑えるよう指導する。（→60ページ「肥満」、68ページ「脂質異常症」、76ページ「糖尿病」の項参照）

3 高プリン食の過剰摂取を避ける

プリン体高含有量の食品（100gあたりプリン体を200mg以上含むもの）を把握し、過剰摂取しないよう指導する。プリン体高含有の食品としては、レバーなどの動物の内臓、マイワシなどの魚の干物が挙げられる。表1に代表的な食品の100gあたりのプリン体含有量を示す。

尿酸は尿中に排泄されるが、尿が酸性になると溶解度が著しく低下する。肉類・魚介類・卵などの多食は酸性尿の原因にもなる。一方、海藻類（ヒジキ・ワカメ・コンブなど）、シイタケ、ダイズ、イモ類などは尿をアルカリ性にする働きがある。

牛乳、チーズなどの乳製品はプリン体含有量が少ない良質のたんぱく質源である。米国の研究グループは、乳製品をたくさん摂取していたグループはそうでないグループより痛風になる割合が低かったとの疫学調査の結果を報告している。この研究報告またはガイドラインより、乳製品は痛風のリスクを増加させず、むしろ血清尿酸値を低下させるので、積極的にとることが望ましいといえる。

4 ショ糖（砂糖）・果糖の過剰摂取を避ける

ショ糖・果糖の摂取量に応じて、血清尿酸値の上昇、痛風のリスクが増加する。一般的な砂糖（上白糖・三温糖）のショ糖含有量は96%以上、黒砂糖は80%以上である。

清涼飲料、炭酸飲料には果糖・ブドウ糖が多量に含まれていることが多いので、茶飲料などに変えるようアドバイスする。果物も食べ過ぎると果糖の過剰摂取につながる。日本糖尿病学会「糖尿病食事療法のための食品交換表」では、1日の果物の量として80kcal程度を推奨している。バナナやオレンジは中1個、リンゴなら半分に相当する。

5 十分な水分摂取を促す

尿量が増えると、尿酸の排泄量増につながる。尿量が1日あたり2L以上になることを目標に飲水量を増やすよう伝える。十分な水分補給は尿路結石などの合併症予防にも有効である。

6 過剰な飲酒を避ける

「プリン体が多いビールをやめて、ウイスキーや焼酎を飲めばよい」と考えている患者もいるが、アルコール自体が血清尿酸値を上昇させるので種類を問わず過剰摂取を控えるよう指導する。飲酒を

表1　食品のプリン体含有量（100g当たり）

極めて多い（300mg〜）	トリレバー、マイワシ干物、イサキ白子、アンコウ肝酒蒸し
多い（200〜300mg）	ブタレバー、牛レバー、カツオ、マイワシ、大正エビ、マアジ干物、サンマ干物
少ない（50〜100mg）	ウナギ、ワカサギ、ブタロース、ブタバラ、牛肩ロース、牛タン、マトン、ボンレスハム、プレスハム、ベーコン、ツミレ、ホウレンソウ、カリフラワー
極めて少ない（〜50mg）	コンビーフ、魚肉ソーセージ、かまぼこ、焼きちくわ、さつま揚げ、カズノコ、スジコ、ウインナーソーセージ、豆腐、牛乳、チーズ、バター、鶏卵、トウモロコシ、ジャガイモ、サツマイモ、米飯、パン、うどん、ソバ、果物、キャベツ、トマト、ニンジン、ダイコン、ハクサイ、海藻類

出典：日本痛風・核酸代謝学会ガイドライン改訂委員会編集「高尿酸血症・痛風の治療ガイドライン第2版」

する場合の目安はエタノールとして25g/日まで。ビールなら約500ml、ウイスキーなら約60ml、日本酒なら1合程度に相当する。

つまみを食べる際には、エネルギー量が少ないもの、プリン体含有量が少ないものを選ぶよう伝える。焼きトリなら、レバーよりモモ肉のネギマやササミを選ぶ方がよい。

7 調理能力が高い患者への指導
（調理能力が高い介助者がいる場合）

特に肥満の人には、肉類の摂取を減らし、魚が主で野菜が多く入った定食にするようアドバイスする。肉を主菜にする際は揚げ物を避け、「蒸す」、「煮る」、「焼く」で調理したものにするのが望ましい。例えばブタロースであれば、トンカツではなく、ブタ肉のソテーにするとよい。

主菜は1品にとどめる。野菜や海藻が主体の副菜の品数を増やすと満足感が得られやすい。

8 ほとんど調理をしない患者への指導
（外食メニュー・弁当の選び方）

一般的に外食メニュー・弁当は、肉（特に揚げ物）主体より魚・野菜主体のものを選んだ方が、エネルギーがより低く、栄養バランスも整っていることが多い。おかずの品目数が多い定食やセットメニューなどを選ぶとよい。注文の品数を最小限に抑える（オプションを付けない）ことは、摂取エネルギー量を少なくするコツである。

麺類や丼物は食べる頻度を減らす。食べる場合には、野菜がたくさんとれるものを選び、ラーメンなどのスープにはプリン体が多量に含まれているので残すようアドバイスする。

健康食品の利用

患者が「痛風を改善・予防する健康食品」を買い求めて来局した際には、健康食品は通常の食事を改善したうえで使うべきものであることを伝える。

尿酸値を下げると言われている健康食品には、サポニン、アンセリン、カリウムなどを成分とするものがある。サポニンは高い抗酸化作用を持ち、特に血液浄化作用が痛風改善に効果があると期待されている。アンセリンは体内での尿酸生成を抑制し、過剰な尿酸を排泄する効果がある。カリウムには尿の排泄を促す利尿効果がある。クエン酸カリウムは尿をアルカリ化する効果があり、尿酸値抑制が期待される。

在宅の栄養・食事指導

台所など生活環境を観察し、経済状況なども見極めたうえで、栄養バランスのよい食事の摂取を指導する。特に1人暮らしの高齢者では、炭水化物の過剰摂取になりがちである。

在宅指導では肥満が問題となるケースがある。患者が高尿酸血症で肥満の場合は体重の是正の指導が必要である。栄養面では炭水化物の過剰摂取がないかを主として、炭水化物、たんぱく質、脂質の摂取バランスを確認する。

参考文献
1) 高尿酸血症・痛風の治療ガイドライン第2版、日本痛風・核酸代謝学会ガイドライン改訂委員会編集、メディカルレビュー社、東京、2010

栄養・食事指導 1

土曜日の午後、38歳男性のAさんが子どもの処方せんを持って薬をもらいに薬局を訪れました。会計の際、壁の無料栄養相談の貼り紙を見て、次のように話しました。

> 今回、会社の健康診断で血清尿酸値が7.8mg/dlでした。いままで痛風になったことはなくて、病院にも行っていません。痛風になったことがある友達に聞いたんですが、すごく痛いらしいですね。痛いのは苦手なので、食事に気を付けてみようかなと思っています。でも何から始めればいいんでしょうか。食事は昼は外食、朝と夜は、いつも妻が作ってくれています。

● 処方せん
なし

● 栄養・食事アセスメントの結果
昨日の食事
　朝：カレーパン、あんドーナツ、
　　　ココア（牛乳入り）
　昼：かき揚げうどん（外食）
　夕：ご飯2杯、みそ汁、アジの干物1枚、煮物、
　　　トマト、漬物（キュウリ）
　夕食後：大福、ホットミルク（砂糖入り）

・身長：170cm　・体重：88kg
・BMI：30.5kg/m^2
・1日のエネルギー量：約2800kcal

栄養・食事指導の例

　血液の中で尿酸という物質の濃度が高まるのが高尿酸血症、その尿酸が足の指などの関節に沈着して炎症を起こすのが痛風発作です。血清尿酸値が7mg/dlを超える状態が長く続くと、痛風がおきやすくなります。今のうちに食生活を改善してリスクを下げましょう。
　以前は、肉や魚などをたくさん食べることが痛風の主要な原因だと考えられていました。しかし現在では、一番の原因は食べ過ぎによる肥満だと考えられています。特に砂糖や果糖のとり過ぎは血清尿酸値を上げ、痛風になるリスクを高めることが分かっています。
　まずは減量を頑張りましょう。明日からすぐにできることとして、間食を控えると大幅なエネルギーダウンになります。また、揚げ物を避けて、ご飯を半分残すとよいです。アジの干物はプリン体を多く含むので、生魚に変えることをお勧めします。
　ご自宅での食事については、低カロリーでおいしい食事のレシピを参考に差し上げますので、奥様にお渡しください。（→**158ページレシピ参照**）

疾患ごとの栄養・食事指導　**高尿酸血症**

栄養・食事指導 2

43歳男性のBさんは、近くの病院で今回初めて高尿酸血症の薬を処方されました。薬をもらいに薬局を訪れ、次のように話しました。

> 4〜5年前から血清尿酸値が6.5mg/dlくらいだったんですが、前回の健康診断で7.4mg/dlと高く、病院に行ったら薬を処方されました。医師からは「薬を飲むのと同時に、生活習慣も見直してください」と言われました。痛風といえばプリン体ですよね。知ってますよ、普通のビールはプリン体が多いんでしょう。毎晩、ビールを飲んでいますが、今日からプリン体ゼロの「ビール」に変えるつもりです。

● 処方せん

アロプリノール100mg　3錠（1回1錠）
　　1日3回毎食後　28日分

● 栄養・食事アセスメントの結果

昨日の食事
　朝：サンドイッチ（ツナ）、缶コーヒー
　昼：ラーメン（豚骨）+チャーハンセット
　夕：缶ビール500ml×2本、ご飯1杯、
　　　刺身（マグロ、タイ、イカ）、
　　　みそ汁（ワカメ、ネギ）

・身長：168cm　・体重：75kg
・BMI：26.6kg/m^2
・1日のエネルギー量：約2200kcal
・プリン体量の1日摂取量（概算）：535.5mg

栄養・食事指導の例

　今回処方されたのは痛風発作の予防薬です。毎日しっかり飲んでください。尿酸を体外に排泄するために水分をしっかりとることも大切です。尿を2L/日出すことを目標に水分補給してくださいね。

　高尿酸血症の改善にはいくつかポイントがあり、プリン体を多く含む食品を避けることはその一つです。1日400mg未満がよいとされています。

　ですからビールをプリン体ゼロに変えるのはよいことです。ただ、お酒にはプリン体の含有量にかかわらず、尿酸値を上げる作用があるのです。プリン体ゼロの「ビール」に変えても、1日に500ml缶1本までに酒量を減らすようにしてください。

　豚骨ラーメンはプリン体が多いだけでなく、高カロリーで、塩分も高いので食べる回数を少なくしてください。特にスープには大量のプリン体が含まれているので、残すよう心がけましょう。

　高尿酸血症を改善するポイントには、プリン体のほかにも、減量や運動などがあります。Bさんは適正体重を超えています。適度な運動をして、まずは70kgくらいまで体重を落とせるとよいですね。

COPD

- 栄養障害に陥らないために摂取カロリーを増やす
- 呼吸筋の機能維持のためには、糖質だけでなく、たんぱく質、脂質の摂取を増やす
- 十分なエネルギーの確保が難しい患者には、分食や間食を勧める

疾患と栄養・食事

　慢性閉塞性肺疾患（COPD）の最大危険因子は喫煙であり、「肺の生活習慣病」とも呼ばれる。代表的な症状は労作時の息切れ、しつこく続く咳や痰などである。

　2001年に発表された大規模疫学調査研究「Nippon COPD Epidemiology Study（NICE study）」では、日本人の有病率は8.6％と推測され、40歳以上の約530万人、70歳以上では約210万人が罹患していると考えられる。さらに厚生労働省の「人口動態調査（2015年）」[1]によると、日本における死亡原因の第10位にも挙がっている。しかし診断を受け治療に取り組んでいる患者は少なく、いまだに全体の1割に満たないとされる。

　COPDが進行すると気流閉塞により呼吸がしにくくなって、呼吸筋のエネルギー消費が増大する。必要なエネルギーの増加に応じて十分な栄養を摂取しなければ、栄養障害が起こる。

　栄養障害が起こると呼吸筋や下肢筋などの筋力が低下して、動くだけで息切れが起こり、倦怠感が増す。その結果、活動量が低下し、家に閉じこもりがちになる。家に閉じこもると食欲が低下し、さらに体重が減少する。このような悪循環に陥ることが懸念されている。実際に日本のCOPD患者には痩せ型が多いとされる。早期に適切な栄養指導、運動指導を行い、体力維持につなげることが大切である。

薬物療法と栄養・食事

　COPDの薬物治療で中心となるのは、主に「抗コリン薬」「β_2刺激薬」「テオフィリン製剤」の3つの気管支拡張剤である。

　抗コリン薬の主な副作用である口渇は、患者のQOLを損なう。軽い口渇は、食事指導で改善できる場合がある。唾液分泌を促進するためによくかんで食べ、適度に水分を補給するよう指導する。うまみ成分は唾液の分泌を促すので、水の代わりに昆布茶などで水分補給をするよう勧めてもよい[2]。

　ただし水分摂取の指導は、医師から水分の摂取制限を受けていないことをしっかり確認したうえで行う。また、「水分をとってください」とだけ伝えると、水の代わりに利尿作用のあるアルコールや糖分を多く含むジュース類を多飲する患者もいるので注意を要する。

　喫煙している患者、アルコール、カフェインの摂取が多い患者には、控えることで利尿作用による

脱水や口腔粘膜への刺激が減り、唾液の分泌が促進されて、口渇が改善すると伝える。歯磨きや唾液腺マッサージも唾液の分泌促進に有効である。

口渇により唾液の分泌が抑制されると味覚を感じにくくなる。また栄養の偏りにより、亜鉛が不足すると味覚異常を起こすので、口渇の改善と亜鉛が豊富なバランスのよい食事を指導する。

$β_2$刺激薬と利尿薬、テオフィリン製剤、ステロイド薬が併用されている場合に、低カリウム血症による筋肉の脱力などが起こることがある。カリウムは野菜や果物に豊富に含まれているので、栄養バランスのよい食事がとれていれば問題はないが、食事が十分にとれていなかったり、栄養が偏っている患者には注意が必要である。

テオフィリン製剤は、大量のメチルキサンチン類含有物（カフェイン）の摂取、大量の飲酒などにより血中濃度が上昇する。コーヒー、紅茶などの多飲により頭痛、不眠、イライラなどの症状が出ることがあるので、その場合は、代わりに麦茶、ソバ茶、ゴボウ茶、ルイボスティーなどのノンカフェイン飲料を飲むよう指導する。

一方、喫煙（20本以上／日）、低炭水化物・高たんぱく質食の長期摂取、大量のこげつき肉、セイヨウオトギリソウ含有食品によりテオフィリンの血中濃度は低下するので、摂取の修正を指導する[3]。

栄養・食事指導への誘導

早期に栄養・食事指導で介入して、適切な栄養状態を保つことは、症状の進行を抑制するためにも重要である。栄養障害に陥っている自覚がないCOPD患者やその家族には、薬局窓口で栄養・食事の重要性を伝える。

COPD患者は、消化器には異常がない場合が多い。治療中の患者やその家族から「3食きちんと食べているのに、最近体重が落ちてきた」といった話があれば栄養・食事指導を検討する。

アセスメント

日本呼吸器学会の「COPD診断と治療のためのガイドライン」で、推奨される栄養評価項目が示されている（表1）。「行うことが望ましい」「可能であれば行う」評価項目については、薬局での栄養・食事指導に必要なものを選んで聴取する。

労作で強い呼吸困難が起こる患者に対しては、同居家族はいるか、食事の準備を誰が行っている

表1 推奨される栄養評価項目

必須の評価項目
- 体重（%IBW、BMI）
- 食習慣
- 食事摂取時の臨床症状の有無

行うことが望ましい評価項目
- 食事調査（栄養摂取量の解析）
- 安静時エネルギー消費量（REE）
- %上腕囲（%AC）
- %上腕三頭筋部皮下脂肪厚（%TSF）
- %上腕筋囲（%AMC：AMC＝AC－π×TSF）
- 血清アルブミン

可能であれば行う評価項目
- 体成分分析（LBM、FMなど）
- RTP測定
- 血漿アミノ酸分析（BCAA/AAA）
- 握力
- 呼吸筋力
- 免疫能

%IBW：80≦%IBW＜90：軽度低下
　　　70≦%IBW＜80：中等度低下
　　　%IBW＜70：高度低下
BMI：低体重＜18.5、標準体重18.5～24.9、
　　　体重過多25.0～29.9

出典：日本呼吸器学会「COPD（慢性閉塞性肺疾患）診断と治療のためのガイドライン第4版」[4]

かなどを確認しておくことが、実地に合った栄養・食事指導をするために重要である。

1 必須の評価項目

● 体重、標準体重比（％IBW）、BMI

体重測定は最も簡便な栄養評価法である。患者から身長、体重を聴取して、BMIと％IBWを算出する。％IBWとは標準体重に対する患者体重の割合である。標準体重、％IBWは下の式で計算できる。患者自身が自分の体を知ることも重要であり、アセスメントはその機会になる。

標準体重（kg）＝身長（m）×身長（m）×22
％IBW＝現体重（kg）÷標準体重（kg）×100

％IBWが90％未満の場合は、栄養障害が疑われる。主治医に報告し、相談すべきである。

● 食習慣と摂食時の臨床症状

食習慣については患者の嗜好、よく食べる食品、外食・弁当の利用頻度、1日の食事回数などを聴取する。食事摂取の妨げとなるような症状、要因の有無を確認する。例えば摂食時の息切れ、腹部膨満感、嚥下障害、在宅酸素療法の実施の有無などを必ず確認しておくこと。

2 行うことが望ましい評価項目、可能であれば行う評価項目

● 食事調査と血清アルブミン値

栄養障害の状態は％IBWから把握できる。しかし、より有効な栄養・食事指導をするためには食事調査を行うことが望ましい。理想的には3日以上の食事記録が取れるとよい。食事調査の結果に基づいて、どの食事でどれくらい摂取カロリーを増やせばよいかや、足りない栄養素の補給について検討できる。

食事調査の実施には、食事内容を患者あるいは家族に記録して持ってきてもらうか、栄養・食事指導の際に思い出してもらう。それぞれの食品を文部科学省「日本食品標準成分表」に基づいて、エネルギーや栄養素を算出する。

処方せん、医療機関、患者から検査値の情報提供があった場合は、血清アルブミン値（基準値：3.8〜5.2g/dl）[5]で評価を行う。血清アルブミンは体内の重要なたんぱく質の一つで、肝臓でアミノ酸から作られる。血清アルブミン値の低下は、摂取たんぱく質量の不足や肝機能低下の指標となる。

ただしCOPD患者では、通常、栄養障害がかなり進行するまで血清アルブミンの異常値は出ないことが多い。COPDの栄養障害は長期にわたってエネルギーとたんぱく質がともに欠乏した結果として起こるためである。血清アルブミン値が急激に低下した場合には、急性増悪や急性期ストレスが疑われるので、すぐに主治医に連絡する。

● 安静時エネルギー消費量

体重を増加させるためには、安静時エネルギー（REE）の1.5倍以上のエネルギーを摂取する必要がある。REEは、基礎エネルギー消費量（BEE）×1.2で算出できる。BEEは身長・体重・年齢より算出できる。女性と男性で求める式が異なるので注意する。

栄養・食事指導

1 指導の方針

COPD患者が栄養障害に陥りやすいのは、呼吸筋のエネルギー消費量の増加に、食事からのエネルギー摂取が追いつかなくなるためである。従ってCOPD患者の栄養・食事指導の第一の目的は、栄養バランスに配慮しつつ、エネルギー摂取

表2　具体的なカロリーアップの工夫

米飯	チャーハンやリゾットなど、油や乳製品を使った料理に変更。ご飯を食べやすくするため、納豆や卵、佃煮、ふりかけなどを常備しておく
パン	はちみつやフルーツジャムよりも、ピーナッツバターやクリームチーズ、オリーブオイルを使う。食パンよりもクロワッサン、サンドイッチ、惣菜パンなどを選択する
うどん、ソバ	てんぷらや肉みそ、油揚げ、天かすなどを加える。レトルトカレーをかけてカレーうどん、親子丼の素をかけて親子うどんにするなど、インスタント食品を活用すると便利
野菜サラダ、あえ物	マヨネーズやゴマドレッシングを活用する。アボカドは高カロリーかつ栄養価に富んだ食品である。ただし、ポテトサラダやカボチャサラダなど穀類を多く使用したものは、腸内にガスが溜まりやすいため、過剰摂取には注意が必要
肉料理	鶏肉はムネ肉やササミよりモモ肉や手羽、牛豚はヒレや肩よりバラ、ロース、サーロインがカロリー摂取の効率がよい。揚げたり炒めることでさらにカロリーアップが図れる
魚料理	白身魚よりも脂ののった青魚がカロリーの摂取効率はよい。調理方法としては塩焼きよりも素揚げやムニエルにするとよい
ダイズ製品	豆腐そのものよりも、厚揚げや油揚げにすると少量で高カロリーを摂取できる

出典：クオールで使用している栄養指導の資料（日本食品標準成分表2015年版（七訂）を参照）

量を増加させることである。

患者に痩せが認められる場合には、標準体重まで体重を増やす。体重を増加させるために、REEの約1.5倍以上のエネルギーを摂取するよう指導する。ただし急激な体重増加は労作による呼吸困難を増す可能性があるので、3～6カ月かけてゆっくりと増加させる。

2 適正な摂取エネルギーの確保と栄養バランス

エネルギーの摂取量を増やすために、食べやすさの観点から米飯、パン、おかゆ、お茶漬け、そば、うどんなどを増やすと、糖質（炭水化物）の摂取比率が高くなる。

糖質はたんぱく質や脂質に比べて「呼吸商（生体内で栄養素が分解されてエネルギーに変換されるまでの酸素消費量に対する二酸化炭素排出量の体積比）」が高い。つまり二酸化炭素を多く発生し、肺に負担をかける。呼吸商は糖質（1.0）、たんぱく質（0.85）、脂質（0.75）の順に高いので、COPD患者のエネルギー源としては、たんぱく質・脂質の積極的な摂取が望ましい。具体的なカロリーアップの工夫例を**表2**に示す。

3 食事量・食事回数

1回当たりの食事量を増やすと、腹部膨満感が出やすい。脂質の多い食品を積極的に摂取し、調味料を活用することで、少量でも高カロリーの食事にすることができる。十分な栄養を一度に摂取できない場合は、1日の食事量の合計で必要なエネルギーを確保するために、食事回数を5～6回に増やす、間食を数回取り入れる、などの工夫が必要である。

4 十分なたんぱく質の確保

たんぱく質は筋肉を作る上で欠かせない栄養素である。魚、肉、卵、ダイズ製品、乳製品などから良質なたんぱく質を積極的に摂取するよう指導する。

「必須アミノ酸」の中でも、特に、筋肉の保持や増量において重要な役割をしているのがバリン、ロイシン、イソロイシンといった「分岐鎖アミノ酸（BCAA）」である。BCAAは筋肉中のアミノ酸の30～40％を占める。マグロ、カツオ、アジ、サンマ、牛肉、鶏肉、卵、ダイズ、高野豆腐、チーズなどに多く含まれている。これらの食品には呼吸筋の機能維持に重要なリンも豊富である。

十分なたんぱく質を確保するために、主菜だけでなく、副菜や汁物にもたんぱく質を取り入れるよう指導する。毎食1～2品からたんぱく質を摂取することを目標とするよう伝える。ただし腎疾患を合併している場合には主治医の指示を仰ぐ。

5 こまめな水分補給

COPDの咳は息苦しいだけでなく、体力を激しく消耗する。水分が不足すると痰の粘性が増して気道に絡まりやすいので、ぬるま湯などを常備してこまめに水分補給を行うよう指導する。水分補給で痰が切れやすくなるだけでなく、気管の衛生を保つことができる。ただし指導に当たっては、患者が心不全などで水分制限を受けていないことを確認すること。

6 そのほかの注意

●食事内容についての注意

コメ、パン、イモ類などのデンプンを多く含む食品やゴボウ、キャベツなどの食物繊維が豊富な食品は、消化管でガスを発生させ腹部膨満感を助長する。炭酸飲料やビールなども、お腹が膨れて食欲が低下したり、横隔膜の動きを邪魔することがある。

肺性心を合併している場合は塩分を6～7g/日以下にする。利尿薬を使用している場合はカリウムを積極的に補給する。（→44ページ「高血圧」の項目参照）

間食については、まんじゅう・せんべい・ようかんなどの糖質主体の和菓子類よりも、ケーキ・チョコレート・アイスクリームなど脂質含有量が高い洋菓子類の方がエネルギーの摂取効率はよい。ただしカロリーだけでなく、ビタミン・ミネラルが不足しないように注意を促す。

●食べ方についての注意

熱い料理、硬い食材、長い麺類などは、飲み込むまでの動作で疲労感や満腹感が増し、食事の量が減少しやすい。料理、飲み物は、息を吹きかけて冷まさなくても飲食できる温度になってから食べはじめるよう指導する。

介助者がいる場合には、ステーキ肉に隠し包丁を入れる、ひき肉にして軟らかい煮込み料理にする、麺はすすらずに食べられるよう、あらかじめ一口で食べられる長さに切っておく、などを助言する。

7 調理能力が高い患者への指導

体を動かさないと筋力は低下し、食欲も出にくい。COPD発病前に家事をしていた患者には、可能な範囲で家事を続け、活動的に日常生活を送るようアドバイスする。

体調の変動が大きい患者には、電子レンジで解凍すればすぐに調理ができるように、調子がよいときに食材の下ごしらえをして冷凍保存しておくことを勧める。よく使う調理器具、調味料、食器類は、手に取りやすい範囲にまとめておくと体への負担が軽減できる。調理の際には近くに椅子を置いておくなどして、休憩しながら行うよう助言する。

8 ほとんど調理をしない患者への指導

COPD患者にとってはエネルギーを十分にとることがとても大切であり、自炊ができなければインスタント食品や宅配弁当などを利用しても何ら問題ないことを説明する。食材や弁当を居宅に届けるサービスを提供するスーパーやコンビニエンスス

トアも増えている。指導の時点では自身で調理ができている患者に対しても、体調が優れないときや外出ができなくなったときのために、弁当などの注文先を確認しておくよう指導する。

外食や弁当を好まない患者には、電子レンジやオーブントースターなどで簡単に調理ができるレトルト食品や缶詰の活用を指導する。ただし長期間同じ食品ばかり食べていると、特定の栄養素の過多、欠乏に陥る可能性がある。食事内容にバリエーションを持たせるようアドバイスする。

栄養補助食品の利用

通常の食事で必要な栄養の確保が困難な患者には、栄養補助食品の活用を勧めてもよい。栄養素のバランスがよいものを選ぶよう指導する。味付けも様々ある。嗜好に合ったものを複数選び、日替わりで使用すると飽きがこず、長続きしやすい。

● 脂質主体の栄養補助食品

脂質は呼吸商が低いため、肺の負担は少ない。また高エネルギーでもある。通常の食事からの脂質摂取が少ない患者には、脂質主体の栄養補助食品は、食事補助として適している。

● ω3系脂肪酸を含有する栄養補助食品

COPDは全身性炎症疾患である。ω3系脂肪酸を多く含むものには、エネルギー源としての役割に加え、抗炎症効果も期待できるという報告がある[6]。

● BCAAを含有する栄養補助食品

BCAAは筋肉の保持と増加に必要な必須アミノ酸である。「咳が出やすい」「呼吸が苦しい」と訴える患者は特に呼吸筋の利用が高まっていると考えられ、BCAAの摂取が勧められる。

通常の食事での十分な栄養確保が理想だが、難しい場合は栄養補助食品の活用も選択肢となる。

在宅の栄養・食事指導

患者宅を訪問した際、栄養状態や食習慣、台所の様子、自炊ができるか、介助者がいるかなどを総合的に確認する。食事の摂取量を増やすことが困難である場合や、中等度以上の体重減少（%IBW＜80%）がみられる場合には、経腸栄養などによる積極的な栄養補給が必要となるので主治医に報告する。（→120ページ「炎症性腸疾患」の項参照）

在宅酸素療法をしているCOPD患者に対しては、酸素を吸入しながら台所で火を使わないよう指導する。カニューラに引火すると顔の火傷や火事につながるので、ガスを使って調理する際には外すよう伝える。

カニューラを外せない患者には、火を使わない料理の方法をアドバイスしたり、宅配食を利用したりすることを勧める。電子レンジ、IH調理器、電気炊飯器などは安全性が高い。

参考文献

1) 厚生労働省「人口動態調査2015年」、http://www.mhlw.go.jp/toukei/saikin/hw/jinkou/kakutei15/
2) 川村洋二郎, 山本 隆, 藤原季子, 松尾龍二, 高橋知敬, 各種呈味増強物質による味覚－唾液分泌反射に関する研究, 大阪大学歯学雑誌, 25, 179-185, 1980.
3) 田辺三菱製薬ホームページ「テオフィリンの血中濃度に影響を及ぼす要因」、https://medical.mt-pharma.co.jp/
4) COPD（慢性閉塞性肺疾患）診断と治療のためのガイドライン第4版、日本呼吸器学会COPDガイドライン第4版作成委員会、メディカルレビュー社、東京、2013
5) 改訂6版 薬剤師のための臨床検査の知識、池田 千恵子監修・編集、じほう、東京、2016
6) 有田誠, 脂肪酸バランスと炎症の制御, 静脈経腸栄養 28(4): 23 (929) -26 (932), 2013.

栄養・食事指導 1

73歳女性のAさんは、COPDの治療で近くの病院を受診した帰りに娘に付き添われて薬局を訪れ、次のように話しました。

> 最近は歩くと息が苦しく、家から出る機会が少なくなりました。一人暮らしなので、食事は、昼と夜は配食サービスをお願いしていますが、残すことが多いです。体重もちょっと減りました。「体にいいものを食べなくては」と思うのですが、配食サービスではどんなメニューを頼めばいいでしょうか。甘いものは好きでよく食べます。

● 処方せん

スピリーバ 2.5μg レスピマット60吸入　1個
　　1日1回　1回2吸入
ムコソルバン錠15mg　3錠
　　1日3回　毎食後　30日分
テオドール錠200mg　2錠
　　1日2回　朝夕食後　30日分
ホクナリンテープ2mg　30枚
　　1日1回　1回1枚

● 栄養・食事アセスメントの結果：

昨日の食事
　朝：食パン1枚（ジャム少量）、ミカン、コーヒー
　昼：配食弁当（和食：魚と野菜が中心のヘルシーなメニュー）500kcal → 3/4程度摂取
　間食：プリン
　夕：配食弁当（豆腐と野菜が中心のヘルシーなメニュー）500kcal → 3/4程度摂取

・身長：153cm　・体重：43kg
・1日のエネルギー量：約1300kcal
・BMI：18.4kg/m²
・％IBW：83.5（標準体重は51.5kg）

栄養・食事指導の例

　COPDの患者さんは咳が出たり、息が苦しかったりして、呼吸にかかわる筋肉をたくさん使うため、しっかり食事をとらないと栄養が不足しやすいのです。食事内容や食べ方を工夫して、少しずつ体重を増やしましょう。Aさんの標準体重は身長から計算すると、約51.5kgです。月に2～3kgのペースで体重を増やせるとよいですね。

　筋肉を維持するためには、たんぱく質の摂取が大切です。肉や魚を使った料理を積極的に取り入れましょう。また中華や揚げ物などの油を使った料理は、カロリーが確保しやすくお勧めです。

　朝昼晩の食事にそれぞれ1～2品、肉・魚・卵・豆腐などのたんぱく源が入るようにするとよいです。昨日の朝食には、たんぱく源がなかったので、卵・ウインナー・牛乳・チーズなどを加えるとよいと思います。食パンにジャムに加え、バター、ピーナッツバターなどを塗るとさらにカロリーアップできます。

　1回の食事でたくさん食べるのは大変ですが、食事回数を増やせば、1日に食べる量を増やせます。間食からカロリーを確保することも大切です。食べるのが負担になりやすいだんごや蒸しパンなどより、プリンやアイスクリームなどがお勧めです。

疾患ごとの栄養・食事指導　COPD

栄養・食事指導 2

78歳女性のBさんが、夫のCさん（82歳）の薬をもらいに薬局を訪れました。CさんはCOPDの治療中です。Bさんは次のように話しました。

> 食事は私が作っています。夫は病気になる前から食が細い人でしたが、COPDになってからさらに食べなくなりました。最近、かなり痩せてきたので心配です。いろいろ工夫して料理しても全部は食べてくれないことが多いです。1カ月ほど前から、食事中にむせることも多くなりました。どうにかたくさん食べて体重を増やしてほしいのですが。

● 処方せん

レルベア100エリプタ30吸入　1個
　　1日1回　1回1吸入
オノンカプセル112.5mg　4Cap
　　1日2回　朝夕食後　30日分

● 栄養・食事アセスメントの結果：

昨日の食事
　朝：ご飯100g、みそ汁、納豆、バナナ（半分）、ヨーグルト
　昼：チャーハン、ワカメスープ
　夕：ご飯100g、みそ汁、焼き魚、酢の物、ダイコンとさつま揚げの煮物、リンゴ

・身長：168cm　・体重：50kg
・1日のエネルギー量：約1200kcal
・BMI：17.7kg/m^2
・％IBW：80.6（標準体重は62.1kg）

栄養・食事指導の例

　Bさんの作る食事の栄養バランスはとてもよいですね。ご主人様のために工夫されたヘルシーな食事内容です。ただ、COPDの患者さんにとって大切なことは、十分なカロリーをとることなのです。Cさんの体重は標準体重よりも少ないので、増量が必要です。週に1～2回程度は栄養バランスは気にせずに、ご主人の好きな物を好きなだけ食べさせてあげてはいかがでしょうか。

　食事量が減っているときは、高カロリーの栄養補助食品を食事と併用するのも一つの手です。COPD患者さんに積極的に摂取してほしいBCAAというアミノ酸を含んだ食品もあります。固形のほか、液体やゼリーなどがあり、味付けも多様です。

　食事の際の「むせ」は、みそ汁、スープなどの粘性の低い液体、パサパサした食品、酢、香辛料などの刺激の強い食品で出やすいです。口の中が渇いていたり、食べ物が硬くて十分に咀嚼できない場合にも起こりやすいです。

　お茶で口を湿らせてから食事をする、汁物にとろみをつける、パサパサした食品にはあんをかける、食材を細かく切る、よく煮込むなどの工夫で改善することができますので、ぜひ試してみてください。

貧血

- 吸収率のよいヘム鉄を食事に積極的に取り入れるよう指導
- レバーにはヘム鉄、ビタミンB_{12}、葉酸など造血にかかわる栄養素が豊富
- 非ヘム鉄はビタミンCや胃酸を分泌させるものと組み合わせると吸収がアップ

疾患と栄養・食事

貧血は主に、ヘモグロビン（血色素）の減少によって起こる。ヘモグロビンは赤血球の大部分を占める血色素であり、肺から全身に酸素を運搬する役割を担っている。貧血の症状としては、耳鳴り、めまい、立ちくらみ、動悸、息切れなどがある。

世界保健機関（WHO）は貧血の定義を、成人男性はヘモグロビンが13g/dl未満、成人女性や小児は12g/dl未満、妊婦や幼児は11g/dl未満と定めている。

貧血に関連する栄養素はたんぱく質、ビタミン、ミネラルなど様々あるが、特に重要なのは、鉄、ビタミンB_{12}、葉酸である。鉄はヘモグロビンの構成要素であり、ビタミンB_{12}や葉酸は正常な赤血球を作るために必要な栄養素である。

鉄の1日当たり損失量は平均1mgである。女性は月経により、さらに1日当たり約0.5mgの鉄の損失がある[1]。そのため健常男性は通常の食事をしていれば鉄欠乏になることはほぼないが、月経がある女性は鉄の需給バランスが崩れて貧血気味になったり、貧血になったりしやすい。

厚生労働省の2015年「国民健康・栄養調査」によると、日本人で血色素量がWHOの基準を下回る人の割合は、男性10.9％、女性17.3％（貧血治療薬の使用者を含む）であった。

特に20～40歳代の女性は基準を下回る人の割合が高く、ほぼ5人に1人に上ると推測されている（20歳代女性16.7％、30歳代女性23.5％、40歳代女性21.4％）。また、70歳以上の場合も男性22.3％、女性23％と基準を下回る人の割合が高い。

食事摂取基準[2]で、鉄の推奨量が男女別、年齢ごとに定められており（表1）、月経がある女性については10～14歳は14.0mg/日、15～69歳は10.5mg/日とされている。

ビタミンB_{12}や葉酸は、男女ともに通常の食事をしていれば欠乏することは少ない。ただしビタミンB_{12}の吸収には、胃から分泌される糖たんぱく質内因子の分泌が必要なので、胃の全摘出、部分摘出を受けた患者では欠乏が起こり得る。

葉酸については先天的な吸収障害に加えて、アルコールの多飲、妊娠、悪性腫瘍が欠乏原因になり得る[3]。

貧血症状の原因は、子宮筋腫による月経血の過多、痔や潰瘍などによる出血、胃の切除、肝硬変、血液人工透析などの場合もあることに留意しなければならない。

貧血は原因となっている疾患の治療をすることが重要なので、治療を受けていない人には医療機関受診を勧める。

表1 鉄の食事摂取基準

年齢	推定平均必要量（mg/日）			推奨量（mg/日）			目安量（mg/日）		耐容上限量（mg/日）	
	男性	女性		男性	女性		男性	女性	男性	女性
		月経なし	月経あり		月経なし	月経あり				
0～5（月）	-	-	-	-	-	-	0.5	0.5	-	-
6～11（月）	3.5	3.5	-	5.0	4.5	-	-	-	-	-
1～2歳	3.0	3.0	-	4.5	4.5	-	-	-	25	20
3～5歳	4.0	3.5	-	5.5	5.0	-	-	-	25	25
6～7歳	4.5	4.5	-	6.5	6.5	-	-	-	30	30
8～9歳	6.0	6.0	-	8.0	8.5	-	-	-	35	35
10～11歳	7.0	7.0	10.0	10.0	10.0	14.0	-	-	35	35
12～14歳	8.5	7.0	10.0	11.5	10.0	14.0	-	-	50	50
15～17歳	8.0	5.5	8.5	9.5	7.0	10.5	-	-	50	40
18～29歳	6.0	5.0	8.5	7.0	6.0	10.5	-	-	50	40
30～49歳	6.5	5.5	9.0	7.5	6.5	10.5	-	-	55	40
50～69歳	6.0	5.5	9.0	7.5	6.5	10.5	-	-	50	40
70歳以上	6.0	5.0	-	7.0	6.0	-	-	-	50	40
妊婦（付加量）初期		+2.0	-		+2.5	-	-	-	-	-
妊婦（付加量）中期・後期		+12.5	-		+15.0	-	-	-	-	-
授乳婦（付加量）		+2.0	-		+2.5	-	-	-	-	-

出典：厚生労働省　日本人の食事摂取基準2015年版を参考に作成

薬物療法と栄養・食事

「鉄欠乏性貧血の治療指針」によると鉄欠乏性貧血の治療では経口鉄剤が第一選択となる[4]。貧血が消失しても、フェリチンの正常化（貯蔵鉄の正常化）までさらに3～4カ月間鉄剤を継続する。中止後も貧血の再発がないか確認する。

鉄剤と同時に、果物などに多く含まれるビタミンCを摂取すると鉄が還元型になり、体内に吸収されやすくなると考えられる。

日本茶、紅茶はタンニンを多く含む。食事に関しては、タンニン・鉄複合物を形成して食事からの鉄の吸収を低下させるが、鉄剤の鉄含有量は十分に高いことから、お茶で服用しても問題はない。

ビタミンB_{12}欠乏性貧血の治療にはメコバラミンの注射薬が使われる（一部の経口薬が使用される場合もある）。

ビタミンB_{12}の血中濃度を低下させるものとしては、医薬品のほかに、ビタミンC、アルコールの多飲などがある。従ってサプリメントを常用している患者、飲酒習慣がある患者に対しては、摂取頻度や摂取量を確認するなど注意が必要である。

葉酸欠乏性貧血の治療には葉酸錠が用いられる。ビタミンB_{12}の欠乏をマスクし神経障害を進行させる恐れがあるため、葉酸を投与する場合はビタミンB_{12}が併用される。

葉酸の血中濃度を低下させるものとして医薬品のほかにはアルコールがある。飲酒習慣がある患者については、飲酒量、頻度を確認する。

栄養・食事指導への誘導

「医師に鉄分が多く含まれる食品を積極的に食べてくださいと言われた」と話す患者には、栄養・食事指導を受けるよう勧める。「疲れやすい」「息切れしやすい」と訴える患者で、健康診断の赤血球値やヘモグロビン値が基準値内低値、過剰なダイエットをしていたり、偏食がある患者なども栄養・食事指導の対象となる。

アセスメント

健康診断などの血液検査の結果を聴取する。赤血球数の基準値は $370 \sim 550 (\times 10^4/\mu l)$、ヘモグロビン濃度の基準値は $11.5 \sim 16.5 (g/dl)$ である。基準値を外れている患者には、医療機関の受診を勧める。

医療機関をすでに受診している患者で、医師や病院の管理栄養士から食事の指示を受けている場合は、指示の内容を確認する。

基本的な患者情報のほか、BMI、食事の嗜好、などを確認したうえで、貧血気味の要因となる食生活の問題点を検討する。食事を抜く習慣がないか、激しいダイエットをしていないか、極端な偏食がないかなどを確認する[5]。1日の食事内容を聞き取り、鉄などの摂取量を算出する。

==食事摂取基準では、鉄の1日の推奨量は成人男性は7.0〜7.5mg、成人女性は6.0〜10.5mg== である。性別、年齢、女性は月経の有無、妊娠しているか否かなどにより、鉄の推奨量は変わる。妊娠中期・後期には15.0mg/日の付加が推奨されている（**109ページ表1**）。対応する推奨量と、食事内容を基に算出した実際の鉄の摂取量との乖離から、不足量を算出する。

ビタミンB_{12}の推奨量は年齢によって異なり0.9〜2.5μg/日である。18歳以上は2.4μg/日の摂取が推奨されている。魚介類に非常に多く含まれており、レバーにも豊富である。これらの食品を含んだ献立としているかを確認する。

葉酸の推奨量も年齢によって異なる。18歳以上は男女ともに240μg/日であるが、妊婦は＋240μg/日、授乳婦は＋100μg/日の摂取が推奨されている。レバーのほか、緑黄色野菜に多く含まれる。通常は不足の心配はないが、極端なダイエットによる不足はあり得る。特に妊婦、授乳婦については、食事内容の聴取により、不足がないことをしっかり確認しておく。

栄養・食事指導

1 指導の方針

アセスメントで確認した、不足している栄養素を補給できるよう栄養・食事指導をする。欠食、偏食、減食などの食習慣、栄養バランス、食品選択など食事内容に問題点があれば改善を促す。

極端な減量を目標に無理なダイエットをしている場合や、減食傾向が認められ食事量が足りていない場合には、適正体重の維持、適切なエネルギー摂取の大切さを説明して理解を促す。

==欠食、偏食、減食は栄養素の不足を招きやすいので、食事は1日3食規則正しく、よく噛んで食べるよう指導する。== 食事内容は毎食、主食・主菜・副菜を組み合わせ、様々な食品を取り入れる。

食事療法は継続が大切であることを理解してもらい、最終的には患者が栄養・食事を自己管理できるよう支援する。

2 鉄の摂取

鉄含有量の多い食品を**表2**に示す。食事から鉄分をたくさん摂取するためには、鉄の含有量に加え

表2　鉄を多く含む食品

食品	1回使用量	鉄含有量(mg)
豚レバー	小3切（60g）	7.8
鶏レバー	小3切（60g）	5.4
シジミ	小10個（50g）	4.2
アサリ水煮缶	大さじ1（10g）	3
がんもどき	1個（80g）	2.9
牛レバー	小3切（60g）	2.4
牛ヒレ（赤身肉、生）	1枚（80g）	2.2
コマツナ	小鉢1杯（80g）	2.2
イワシ	中1尾（100g）	2.1
サンマ	中1尾（150g）	2
生揚げ（厚揚げ）	1/2個（75g）	2
豆乳	コップ1杯（150ml）	1.9
納豆	1パック（50g）	1.7
ホウレンソウ	小鉢1杯（80g）	1.6
マグロ	刺身4〜6切れ（80g）	1.6
凍り豆腐（高野豆腐）乾	1個（20g）	1.5
カツオ	刺身4切（70g）	1.3
鶏卵	1個（60g）	1.1
カキ（牡蠣）	1個（60g）	1.1
きな粉	大さじ2（12g）	1
炒りゴマ	大さじ1（9g）	0.9
ダイコン・葉	1/4本（25g）	0.8

出典：文部科学省「日本食品標準成分表2015年版（七訂）」を基に作成

て、吸収されやすさにも着目するよう指導する。食品に含まれる鉄には、吸収率のよいヘム鉄（吸収率10〜30％）と、あまり吸収がよくない非ヘム鉄（吸収率1〜8％）とがある。ヘム鉄は肉、魚・貝類などに多く含まれ、非ヘム鉄は主に野菜や穀類などに含まれている[1]。

● ヘム鉄

ヘム鉄が豊富な食品の代表はレバーである。葉酸、ビタミンB_{12}、銅も豊富なので、貧血気味の人に適した食品といえる。レバーの鉄含有量は豚、鶏、牛の順に多い。

「レバーの臭みが苦手」という人は少なくない。臭みの原因は血液や表面の脂肪である。鮮度が落ちると特有の臭みが強まるので、新鮮なものを選ぶようアドバイスする。生で購入する際には、スライスされたものより塊のままの方が、空気に触れた面積が少なく、鮮度が保たれていることが多い。

臭みを弱める調理方法としては、料理の味付けに合わせて牛乳やワインに漬ける、ショウガ汁やしょうゆ、カレー粉でマスキングするなどがある。

レバーが食べられない人には、赤身肉やカツオ、マグロといった赤身魚、貝類を勧める。

● 非ヘム鉄

非ヘム鉄も、他の食品と組み合わせることで吸収されやすさをアップできる。非ヘム鉄の多くは三価の鉄イオンでありそのままでは腸から吸収されないが、胃酸やビタミンCなどの作用で還元され、二価の鉄イオンになって吸収される[1]。従って、胃酸の分泌を促す食品、ビタミンCを豊富に含む食品などと組み合わせると吸収がよくなる。

胃酸の分泌を促す食品には、ショウガ、ワサビ、カレー粉などの香辛料および酢、梅干しなどがある。また、よく噛んで食べると胃酸の分泌が促進されるので、「一口30回噛む」といった指導も有効である。

ビタミンCは柑橘類全般、キウイ、イチゴ、レモ

ン、グレープフルーツなどの果物のほか、パプリカ、ブロッコリー、青菜、イモ類などにも多く含まれる。

緑茶、紅茶、コーヒーに含まれるタンニンは鉄の吸収を妨げるので、食事中や食後すぐは、濃いお茶やコーヒーは飲まない方がよい。また牛乳、チーズなどは栄養価の優れた食品であるが、鉄の吸収を阻害する[1]。時間をあけて、間食などで摂取するようアドバイスするとよい。

フライパンや鍋などの調理器具を鉄製にすると、少量ではあるが鉄が溶け出し、鉄分強化になる。

3 鉄の摂取ビタミン B_{12} と葉酸

ビタミン B_{12} は貝類、肉類（特にレバーやハツなどの内臓）、卵といった動物性食品に多く含まれている。特にアサリ、シジミ、カキなど貝類に多い。乳製品や海藻類にも含まれているが少量である。

ビタミン B_{12} は水溶性のビタミンで、加熱調理すると煮汁などに溶け出す。従ってビタミン B_{12} を効率よく摂取するには、煮汁ごと食べられる料理にすることが大切である。貝類はビタミン B_{12} を豊富に含み、うまみ成分にも富んだだしがでる。アサリご飯、シジミのみそ汁、カキ鍋などにするとおいしくビタミン B_{12} が補給できる。

葉酸はレバー、ホウレンソウ、アスパラガス、ブロッコリー、納豆、卵黄などに豊富に含まれる。熱をかけて調理すると壊れやすいので、手早く調理して食べるとよい。

特定保健用食品などの活用

食事から鉄が十分に摂取できない人には、栄養補助食品などの活用を勧めてもよい。ヘム鉄を関与成分とする特定保健用食品（トクホ）も市販されている[6]。栄養機能食品は、ソフトカプセル、ウエハース、グミ、飲料など様々な形態があるので患者の嗜好に合わせて選ぶようアドバイスするとよい。

健康食品やサプリメントの活用は、容易に鉄補給ができる半面、過剰摂取になるリスクもある。鉄の摂取量が総赤血球輸血量20単位（小児の場合、ヒト赤血球濃度液50ml/体重kg）以上および血清フェリチン500ng/ml以上になると鉄過剰となり、臓器障害が発生する可能性がある。特に乳幼児がいる家庭では、子どもがサプリメントのボトルをあけて誤って口に入れるリスクもある。管理・保管の徹底を指導する。

ビタミン B_{12} や葉酸については、通常の食事をしていれば男女ともに不足することはない。ただし妊娠中、授乳中の女性のほか、厳格な菜食主義などで食事からの摂取が難しいようならサプリメントによる補給をアドバイスするとよい。

参考文献

1) 鉄剤の適正使用による貧血治療指針 改訂第2版、日本鉄バイオサイエンス学会治療指針作成委員会編、響文社、北海道、2009
2) 厚生労働省「日本人の食事摂取基準2015」、http://www.mhlw.go.jp/stf/shingi/0000041824.html
3) ビジュアル栄養療法—メカニズムからわかる治療戦略、丸山千寿子、南江堂、東京、2012
4) 岡田定, 鉄欠乏性貧血の治療方針, 日本内科学会雑誌, 99,1220-1225,2010.
5) NST臨床栄養療法スタッフマニュアル、清野裕ほか編、医学書院、東京、2009
6) 厚生労働省ホームページ（特定保健用食品許可（承認）一覧）、www.mhlw.go.jp

疾患ごとの栄養・食事指導　**貧血**

栄養・食事指導 1

近所に住む26歳女性のAさんが薬局が実施した無料健康相談を受け、次のように話しました。

> なんだか最近、疲れが取れにくくなったなぁと思っていたんですが、ひと月前の健康診断で、貧血気味の結果が出ました。半年前にダイエットを始めてから朝食はずっと食べていません。お肉もあまり食べなくなったので、それが原因かなと思います。料理は好きでよくする方ですが、貧血にいいといわれるレバーは臭いが苦手です。ほかに鉄分がとれる食べ物って何かないのでしょうか。

● 処方せん
　なし

● 健康診断の結果
　ヘモグロビン　11.0g/dl

● 栄養・食事アセスメントの結果
　昨日の食事
　　朝：なし
　　昼：サンドイッチ、紅茶
　　夕：ご飯、生野菜、みそ汁、豆腐ハンバーグ

・1日のエネルギー量：1030kcal
・鉄の摂取量：4.0mg
・身長：163cm　・体重：47kg
・BMI：17.7kg/m^2

栄養・食事指導の例

　鉄は性別・年齢によって推奨量が決まっています。26歳女性（月経あり）の推奨量は10.5mg/日です。Aさんの食事からの鉄の摂取量は現在、約4.0mg/日ですから、かなり不足していますね。
　「レバーの臭いや食感が苦手」という方でも、ムースやペーストにすると食べられることがあるようですよ。また、佃煮にすると臭いが軽減され、作り置きもできて便利です。
　ただし無理をする必要はありません。レバー以外にも鉄が豊富な食品はたくさんあります。
　例えば牛肉の赤身、マグロ、カツオなどの赤身魚、カキ、アサリ、シジミなどの貝類にも、吸収がよい「ヘム鉄」がたくさん含まれています。

豆腐、納豆のほか、コマツナやホウレンソウにも鉄が豊富です。野菜や穀類の鉄分は、ヘム鉄に比べると吸収されにくいのですが、梅干し、酢、果物などと一緒に食べることで吸収がよくなります。
　例えば朝食に豆乳コップ一杯とオレンジを1個、夕食のみそ汁に、シジミかアサリを入れて、コマツナのおひたしの小鉢を1つ付けると、鉄分が約11mgになり、1日分が充足できます。
　Aさんの食事のもう1つの問題点は、26歳女性に必要な1日のエネルギー量（1650〜2200kcal）がとれていないことです。必要なエネルギーをとりつつ、運動を取り入れるなどして適正体重を目指すダイエットを強くお勧めします。

肝炎・肝硬変

- 「健康診断で肝機能の数値が悪かった」と話す人には積極的に栄養・食事指導を
- 肝硬変の患者には、たんぱく質源の選択、便秘の予防、分割食の活用などをアドバイス
- 肝不全用経口栄養製剤の使用時は、エネルギー量に注意

疾患と栄養・食事

慢性肝炎には、ウイルス性のB型慢性肝炎、C型慢性肝炎、飲酒が原因のアルコール性肝炎などがある。

脂肪性肝疾患は肝細胞に主に中性脂肪が沈着し、肝障害を起こす疾患である。非アルコール性脂肪肝炎（NASH）はエタノールの1日摂取量が男性30g、女性20g未満であり、ウイルス性などの他の肝疾患を除外した進行性の脂肪肝炎である[1]。肥満や糖尿病、脂質異常症、高血圧などが発症・進展のリスクファクターとなる[2]。予防、抑制のために、病態に応じた食事療法を指導することが重要である。（→「肥満症」、「糖尿病」、「脂質異常症」、「高血圧」の項参照）

肝硬変はあらゆる慢性の進行性肝疾患の終末像であり、肝硬変から肝細胞がんが一定の頻度で発生する。B型肝硬変からの発生頻度は年率約3%、C型肝硬変からは約8%とされる[3]。

肝硬変の成因で最も多いのはC型の53.3%、以下、アルコール性17.6%、B型12.4%、原発性胆汁性胆管炎3.4%、自己免疫性1.8%、B＋C型0.8%、その他10.6%である[3]。

肝硬変の血液検査では、AST＞ALTで上昇することが多い。ALPやγ-GTPなどの胆道系酵素は一般的に軽度の上昇となるが、高値の場合には胆汁うっ滞性などウイルス性以外の可能性がある。また、γ-GTPのみ高値の場合はアルコール性の疑いがある[3]。

代償性肝硬変については、特別な食事の制限は必要ない。非代償性肝硬変に対しては肝性脳症の防止のために、便秘を防ぐ食事改善、体内でアンモニアを増やさないためのたんぱく質摂取制限などが必要である。また、腹水や浮腫には食塩の摂取制限も必要となる。

アルコール性肝炎ではもちろん、C型肝炎についても飲酒により進行が早くなるので、原則として禁酒の指導が必要である[3]。

薬物療法と栄養・食事

B型慢性肝炎およびC型慢性肝炎には、抗ウイルス薬による薬物治療を行う。C型の治療はインターフェロン（IFN）製剤からDAA（direct acting antiviral）製剤に主流が移行しつつある。B型には核酸アナログ製剤やIFN製剤を使用する。

DAA製剤はセイヨウオトギリソウ（セント・ジョーンズ・ワート）含有食品と併用すると効果が減弱する可能性があるため、併用禁忌または併用

注意である。

IFN製剤の使用時には、発熱、筋肉痛、倦怠感などのインフルエンザ様症状が出るほか、食欲不振、吐き気などの消化器症状が起こりやすい。食欲がないときには1回の食事量を減らして食事回数を増やすことなどを指導する。状況に応じて栄養補助食品の利用を提案してもよい。

肝炎を鎮静化し肝組織の線維化を抑える目的で、肝庇護薬のウルソデオキシコール酸やグリチルリチン製剤が使われる。グリチルリチン製剤は、低カリウム血症、血圧上昇のリスクがあるので、患者が甘草を含む漢方薬、一般用医薬品を利用していないかを確認する。

C型慢性肝炎では、鉄の過剰蓄積による酸化ストレスが炎症を悪化させる要因となる[4]。鉄の過剰蓄積はNASHを悪化させる可能性もあることから[2]、鉄が配合されたビタミン剤やサプリメント、ウコンなどの健康食品の摂取状況に注意を促す。

肝性脳症がある場合は、肝不全用経口栄養製剤を併用する場合が多い。分岐鎖アミノ酸(BCAA)を多く含む薬剤が有効である。肝不全用経口栄養製剤はエネルギー、たんぱく質を含む(表1)。

特に、ヘパンED配合内用剤やアミノレバンEN配合散は1包当たりに、ごはん茶碗1杯に相当するエネルギー量がある。患者がアミノレバンEN配合散を1日3包服用している場合もあるので、エネルギーやたんぱく質が過剰にならないよう、食事からの必要摂取量を算出する。

なお、アミノレバンEN配合散はカゼインを含むので、牛乳アレルギーの患者には投与禁忌である。また、果物の生ジュースと混ぜるとゲル化するので避けるよう伝える。

栄養・食事指導への誘導

肝障害の初期段階は症状が認識しにくい。健康診断で検査数値が基準値を外れていても再検査を受けず、放置している人は少なくない。

肝臓は様々な栄養素を蓄える、アルコールやアンモニアなどの有害な物質を解毒する、たんぱく質を作るなど、様々な働きを担っていることを伝えたうえで、「健康診断で数値が悪かったことをきっかけに、生活を見直してみませんか」などと声をかけてみるとよい。

アセスメント

医師の指示、患者の性別や年齢、職業、生活のリズム、食習慣や嗜好、季節などを確認する。

表1 肝不全用経口栄養剤の1包あたりのエネルギー、たんぱく質量

	リーバクト配合顆粒 リーバクト配合経口ゼリー	ヘパンED 配合内用剤	アミノレバン EN配合散
エネルギー(kcal)	約16(顆粒) 約17(経口ゼリー)	約310	約210
たんぱく質(g)	4	11.2	13.5

出典:医薬品のインタビューフォームを基に作成

慢性肝炎・肝硬変（代償期）については食欲の有無、日常活動などを確認する。

肝硬変（非代償期）・肝不全については、エネルギー、たんぱく質、ビタミン、ミネラルが適量摂取できているかを確認する。食欲の有無は全身状態・免疫能を左右し、インターフェロンなどの治療効果にも関わるので定期的に確認する。浮腫や腹水、アルブミン値などの検査値、便秘の有無も考慮し、全身状態を把握する。

脂肪肝、NASHについては、肥満、糖尿病、脂質異常症などの有無を確認する。飲酒を含めた食習慣、運動習慣、栄養バランスなどを確認し、脂肪肝の原因を確認する。

栄養・食事指導

慢性肝炎

① 指導の方針

肥満などがなければ、特別な栄養・食事の制限は必要ない。栄養バランスのよい食事を規則正しくとり、便秘・過労を避けるよう指導する。肝硬変、肝がんへの悪化、また進行の程度を少しでも遅らせられるよう支援する。

● 一汁三菜を意識してバランスのよい食事に

栄養バランスのよい食事を作るには、和食の基本である「一汁三菜」を意識するとよい。一食の構成が主食1品、おかず3品、汁物1品で構成された献立を指し、具体的にはご飯・パン・麺類などの主食を1品、魚・肉・卵・ダイズ製品などの主菜を1品、野菜・キノコ・海藻などの副菜を2品、汁物を1品とする。一汁三菜にすることで自然と栄養バランスが取れ、必要な栄養素を充足しやすくなる。

一汁三菜に加えて、果物（100〜200g程度）や牛乳・乳製品（牛乳コップ1杯、ヨーグルト1個など）を取り入れることでさらに栄養バランスがよくなる。

肝機能が低下すると肝臓に蓄えられるビタミン量が減るため、野菜やキノコ、海藻類を食事に積極的に入れるよう伝える。ホウレンソウのお浸しやきんぴらゴボウ、ピクルスなどの作り置きを副菜として常備し、毎食添えてもよい。葉物野菜をまとめてゆでておき、小分けにして保存しておくといろいろな料理に手軽に取り入れられる。冷凍食品の野菜の活用も手軽である。

特に主菜は毎食しっかりメーンのおかずとして1皿を用意し、たんぱく質を確保する。また、毎食汁物を取り入れると食塩摂取量が過剰になりやすいため、減塩に関する提案もあわせて行うとよい。

外食、弁当の利用が多い患者には、栄養バランスのよい定食や幕の内弁当を選ぶよう伝える。1品ものをオーダーする際には、小鉢のおかずを追加することなどをアドバイスする。

肝硬変・肝不全

① 指導の方針

エネルギー25〜30kcal/kg標準体重/日、たんぱく質1.2〜1.3g/kg（標準体重）/日、脂質エネルギー比は20%を目安とする。食塩は5〜7g/日以下。鉄分は血清フェリチン値が基準値以上の場合には7mg/日以下とする。たんぱく質は、不耐症がある場合は0.5〜0.7g/kg/日とし、肝不全用経口栄養製剤を併用する[3]。

● たんぱく質源の選択

肝機能が低下した肝硬変（非代償期）、肝不全の患者は、主に肝臓で代謝される芳香族アミノ酸（AAA）の血中濃度が高まりやすい。一方、アンモニアの分解に必要なグルタミンを生成するために、

疾患ごとの栄養・食事指導　**肝炎・肝硬変**

筋肉での分岐鎖アミノ酸（BCAA）の利用は高まる（そのため体内の「フィッシャー比」＝BCAA/AAAが低下する）。

従って肝硬変（非代償期）、肝不全の患者にはBCAAが多く、AAAが少ない食品（フィッシャー比が高い食品）の摂取が適している。食品のフィッシャー比は約3〜5であり、肝不全用経口栄養製剤と比べるとはるかに低い。

● 鉄の摂取制限

肝機能が低下した肝硬変（非代償期）、肝不全患者では、鉄が過剰蓄積しやすい。血清フェリチン値が基準値以上の場合には、鉄の摂取量を7mg/日以下に調整する必要がある。

鉄分を多く含む魚介類やレバーなどの肉類の摂取状況、ウコンなどの健康食品、鉄分が強化された栄養機能食品の利用状況を確認し、摂取過剰であれば減らすよう指導する。

なお、鉄分を多く含む魚介類、肉類などの摂取を制限すると、エネルギーが不足したり、血清アルブミンが低下しやすいので代替の食事を提案する。

● 食物繊維の摂取

肝硬変（非代償期）、肝不全の患者は、肝臓でアンモニアの解毒がされにくいので、体内にアンモニアを貯めないことが大切である。

便秘をすると腸内で発生したアンモニアの排泄が滞るので、食物繊維を積極的にとるよう指導する。根菜類やマメ類、果物の摂取、決まった時間の排便を習慣づけることなどをアドバイスする。

ビフィズス菌は腸内でアンモニアを発生させる細菌の繁殖を抑えるので、ヨーグルトなどビフィズス菌を含む食品の摂取を提案する。

主食を玄米や押麦、ライ麦パンなど、未精製の穀物を原料とした食品に置き換えると、毎日、食物繊維をとることができ、ビタミンやミネラルの補給にもつながる。食物繊維の摂取量は、成人男性は20g/日以上、成人女性は18g/日以上。70歳以上は男性19g/日以上、女性17g/日以上を目安とする[5]。

● 分割食・LES（Late evening snack）食

肝硬変（非代償期）、肝不全で肝機能の低下が進むとグリコーゲンの貯蔵能力が低下する。グリコーゲンが不足すると、身体は栄養の飢餓状態に陥り、筋肉たんぱく質の分解（たんぱく質の異化亢進）が起こる。

飢餓状態が長時間続くと予後が悪くなる。飢餓状態が懸念される患者には、1日3回の食事に加えて、補食をとるよう指導する[6]。食事回数を1日4〜5回にする「分割食」が推奨されている。特に夕食から朝食までの時間が長い場合、就寝時に肝臓の栄養源が枯渇するのを防ぐため200kcal程度の「LES食（夜食）」をとることが有効である。例えばおにぎり1個、またはクラッカー1袋とヨーグルト、あるいは肝不全用経口栄養製剤をLES食としてとるよう指導するとよい。

ただし過食で過体重にならないように、LES食のエネルギー量（200kcal）も、1日の摂取エネルギー総量の一部であることをしっかり説明する。

なお、食欲がない患者には、食べることをがんばり過ぎないよう伝える。定期的に受診をしており、症状が安定している場合には、好きなものから食べること、旬の食材の料理を食べてみることを勧める。患者や介助者の要望に応じて、消化のよい食品や調理法、食欲が出やすい風味の効かせ方などをアドバイスする。

● ビブリオ・バルニフィカス感染予防対策[7]

肝臓疾患の患者、免疫力の低下した人が海産魚介類に付着する食中毒菌「ビブリオ・バルニフィカス」による感染症にかかると重篤化しやすい。夏場は海産魚介類の生食を避け、加熱調理して食べるようアドバイスする。

脂肪肝、NASH

1 指導の方針

エネルギー摂取量の目安は30kcal/kg標準体重/日とする。NASHで肥満がある場合は現体重の7%減量を目指す[2]。脂肪のエネルギー比率は全体の20〜25%とし、飽和脂肪酸はできるだけ不飽和脂肪酸に置き換える。炭水化物のエネルギー比率は50〜60%を目安とする。砂糖、果糖を少なくして、炭水化物は穀類から摂取するよう指導する[1]。NASHで肥満症・糖尿病・脂質異常症の既往がある場合には、それらの食事療法と運動療法を基本とする。

急激に極端なダイエットを実施すると、肝臓から中性脂肪を送り出すために必要なたんぱく質が不足し、それが原因で脂肪肝になることもある。主治医と連携して栄養・食事指導を進めることが重要である。

● アルコールの摂取制限

アルコール性脂肪肝の患者には禁酒を指導する。特にγ-GTPが100IU/L以上、AST、ALTも基準値を大きく超えている場合には絶対禁酒とする[8]。

在宅栄養・食事指導

在宅療養患者は複数の疾患を合併していることが多いので、ほかの疾患も考慮してエネルギーやたんぱく質の摂取を指導する。どの疾患に対する食事療法を優先するかについては、主治医と相談し、判断をあおぐ。

肝機能が低下している患者は、食欲不振になったり、低栄養になったりしやすいので、体重や検査数値などの指標、身体症状を確認する。患者の経済状況、調理能力などに応じて、食べやすいメニュー、食材、調理方法などを指導する。

自力で食事の準備ができない、あるいは準備できる範囲が限られ十分な食事ができていない場合は、ケアマネジャーに報告、相談する。介護士の介入、宅配弁当の利用などで食事の管理状況が大きく変わることは多い。詳細な栄養アセスメント・食事サポートが必要な場合は管理栄養士の在宅訪問管理を検討する。

参考文献

1) NASH・NAFLDの診療ガイド2015、日本肝臓学会編、文光堂、東京、2015
2) NAFLD/NASH診療ガイドライン2014 日本消化器病学会編、南江堂、東京、2014
3) 慢性肝炎・肝硬変の診療ガイド2016 日本肝臓学会編、文光堂、東京、2016
4) C型肝炎ガイドライン(第5.3版)、日本肝臓学会編、肝炎診療ガイドライン作成委員会編、2017
5) 日本人の食事摂取基準[2015年版]、菱田明、佐々木敏監修、第一出版、東京、2014
6) 臨床栄養認定管理栄養士のためのガイドブック、鈴木壱知、丸山道生、藤谷順子、石川祐一監修、東京医学社、東京、2016
7) 肝硬変診療ガイドライン2015改訂第2版、日本消化器病学会編、南江堂、東京、2015
8) 検査値に基づいた栄養指導[新改訂版]、足立香代子、チーム医療、東京、2010

疾患ごとの栄養・食事指導　**肝炎・肝硬変**

栄養・食事指導 1

38歳男性のAさんが日用品を買いに薬局を訪れました。会計の際に次のように話しました。

> 健康診断で脂肪肝の疑いとなり、再検査になりました。私は普段、お酒を飲まないのにおかしいですよね。肝臓の病気って、お酒で肝臓が悪くなった人がなるんじゃないんですか。医師には、「Aさんは、肝臓に脂肪が溜まった状態です。ウイルス性肝炎ではありません。食事と運動に気を付けて減量してください」と言われました。薬は出ませんでした。特に体調は変わりないのですが、放っておくとどうなるんでしょうか。

● 処方せん
　なし

● 栄養・食事アセスメントの結果
　昨日の食事
　　朝：焼きそばパン、カフェオレ
　　昼：コンビニのから揚げ弁当
　　夕：総菜屋の弁当、コロッケ1つ

・1日のエネルギー量：1980kcal
・身長：160cm　・体重：64kg
・BMI：25kg/m²

栄養・食事指導の例

　Aさんはアルコールをほとんど飲まないとのことなので、非アルコール性脂肪性肝疾患の可能性が考えられます。肝臓の障害は初期症状を自覚しにくいのですが、放っておくと将来、肝硬変、肝がんに進行することもあります。今のうちに、生活習慣を改善して正常に戻しましょう。

　非アルコール性脂肪性肝疾患の主要な原因は、肥満だといわれます。Aさんの理想的な体重は56kgで、8kgオーバーしているので、医師は「減量してください」と言われたのでしょう。まずは今の体重の7%にあたる約4.5kgの減量を目指していきましょう。

　1日の摂取エネルギーの目安は約1700kcal（標準体重kgあたり30kcal）、1食あたりだと500～600kcalです。現在よりも1日約300kcal減らす必要があります。

　最近は、コンビニのお弁当、外食のメニューにも栄養表示がされてきているので、よく見て、選ぶようにしてください。揚げ物よりも、煮たり焼いたり蒸したりした物の方が、エネルギー量が低いことが多いです。ウォーキングなどの運動も取り入れてくださいね。

炎症性腸疾患（IBD）

- 食事療法は患者ごとに異なる。主治医の指示を必ず確認すること
- 低脂肪食が望ましい。菓子パンなど、意外に高脂肪な食品に注意を促す
- ビタミン・ミネラルの不足を防ぐために、サプリメントの活用も選択肢として示す

疾患と栄養・食事

炎症性腸疾患（IBD）には、主にクローン病（CD）と潰瘍性大腸炎（UC）がある。UC患者は約16万人、CD患者は約4万人と推計されており、患者は増加傾向にある。UCは下痢、粘血便、腹痛や発熱などの症状が特徴の大腸の炎症性疾患である。CDはUCとは異なり、口から肛門まで消化管のどの部位にも炎症や潰瘍が生じる。両疾患ともに、発症年齢は10歳代後半〜30歳代前半と比較的若い。CD患者は日本では男性に多く、欧米では女性に多い[1]。

原因は解明されていないが、遺伝的要因に加えてある種の食事内容が発症に関連していると考えられている。

IBDの治療では、薬物療法と食事療法を併用することが多い。食事療法は活動期と寛解期で異なるが、「低脂肪・低残渣食」が基本となる。脂肪摂取量の多さが、発症や再燃に関連することを示す研究報告がある[2]。

CDは「炎症」「瘻孔形成」「狭窄」の3つのパターンに分類される。腸管が狭くなった患者は食物残渣（食物を摂取した後、消化されずに最後に残るもので、特に「食物繊維」）が詰まって腸が塞がるリスクがある。従って通常、水に溶けない「不溶性食物繊維」を多く含む生野菜、ゴボウ、コンニャクなどの摂取は避ける必要がある。

ただし食事の影響には個人差があり、「この食品は食べてはいけない」「この食品をとるべきだ」とは一概に言えない。薬局では、主治医の指示をしっかり確認し、患者がそれを実行できるようサポートすることが大切である。

薬物療法と栄養・食事

IBDの治療は腸管の炎症を抑えて、栄養状態の改善を行い、寛解期を維持することが重要である。基本的にCDの内科的治療としては、薬物療法と栄養療法が行われる。しかしUCに対しては、急性期の栄養管理は必要だが、栄養療法そのものに、UCの寛解導入効果や寛解維持効果はない。

CDの活動期には絶食もしくは中心静脈栄養（TPN）、完全経腸栄養法（TEN）が用いられ、寛解導入に有効である。

寛解期にも経腸栄養剤を継続した方が寛解期を維持できる。1日に必要なエネルギー量の30〜50％を成分栄養剤もしくは消化態栄養剤で摂取することが推奨されている。

CDの治療には成分栄養剤の「エレンタール」がよく用いられる。フレーバーが10種類あり、ゼ

リーやムースに加工して摂取することもできる。コンソメ味は1袋（6g）当たりの食塩相当量が1.5gと高いので、ナトリウム制限の指示がある患者には注意が必要である。

また、独特な香りや味により学校や職場での摂取が難しい場合もある。栄養療法の必要性を説明し、処方医ともよく相談するよう伝える。

「エレンタール」の投与が長期に及ぶと、セレン欠乏症（心機能の低下、爪白色変化、筋力低下）などのリスクが高まるとの報告もある。医師の指示に基づいて、不足するミネラル、ビタミンなどを補給するよう指導する。寛解から一定期間を経て半消化態栄養剤や普通食に移行する。

栄養・食事指導への誘導

CDの治療では、成分栄養剤による栄養療法が有効である。しかし「食事を楽しむ」という点では、患者の欲求を満たせていないことが多い。

またUCの治療では、寛解期に安易に不必要な食事制限を行うべきではない。

患者から食生活に関する希望や訴えが聞かれたら、主治医に相談して指示を受け、患者のQOL向上に役立つ栄養・食事指導を試みる。

アセスメント

医師から出ている食事についての指示を確認する。基礎的な患者情報のほかに、栄養状態、排泄状況などを聴取する。患者自身が体重減少を自覚している場合には、既に栄養状態が悪化していることが多い。摂取食品と摂取量、その影響について患者から聞いておく。成分栄養剤などの服薬状況も確認する。

食事指導を行うために、患者の疾患活動性を確認し、現在の病状を確認する目安として活用する。

CDの最も簡単な指標である「IOIBD指数」[3]は、寛解期と活動期の区別に用いる。

UCの重症度分類は、厚生労働省「下山班の基準」[4]を用いることが多く、軽症、中等症、重症に分類できる。

血液検査・糞便検査・X線造影検査（注腸造影、小腸造影、内視鏡検査）などの結果についても可能な範囲で患者から聴取しておくとよい。

栄養・食事指導

UCは、食事が原因で再燃することは少ないとされており、暴飲暴食や脂っこい食事、刺激物などを避け、バランスのよい食事を心がけることが基本となる。急性期の栄養管理は、CDの食事療法と類似するが、有効性に関する明確なエビデンスが存在しない。

以下、CDの栄養・食事指導を解説する。

1 指導方針

● 活動期（中等度～重症）

炎症により必要なエネルギーは増加する。頻回の下痢や強い腹痛が出やすいので、腸を休ませることを重視する。主治医の指示で絶食し、高エネルギー輸液による中心静脈栄養が望ましい。

● 活動期（軽症～中等度）

食事の経口摂取が可能になる。成分栄養剤の使用が基本である。寛解に向かうに従って、医師の指示の下、成分栄養剤を減らし、通常の食事の量を増やしていく。通常食は低脂肪・低残渣を基本とする。

● 寛解期

再燃防止のために、低脂肪の食事が望ましい。

表1　糖質源として比較的安全な食品と注意すべき食品

比較的安全な食品	注意すべき食品
米飯、かゆ、餅、うどん、そうめん、ビーフン、麩、食パン、フランスパン、ベーグルなど	玄米（発芽米、五穀米など）、ラーメン、ソバ、インスタントラーメン、惣菜パンや菓子パン、コーンフレーク、芋類（こんにゃく、サツマイモなど）、菓子類（特に脂質を多く含む洋菓子）、砂糖を多く含む清涼飲料水など

※「注意すべき食品」がすべてのクローン病患者に不適切というわけではなく、その患者の状態に応じて提案していく必要がある

出典：クオールで使用している栄養指導の資料（「日本食品標準成分表2015年版（七訂）」を参照）

腸管狭窄がなければ食物繊維の制限は必要ない。

長期間の食事制限により、必須脂肪酸、脂溶性ビタミン、ミネラルなどの欠乏を起こす恐れがある。不足しやすいビタミン・ミネラルを積極的に補うよう指導する。不足が懸念される場合には、栄養補助食品などの活用を提案する。

2 主に寛解期の食事について

● エネルギー

エネルギー摂取量は、低栄養にならないよう、「標準体重（kg）×35〜40（kcal）」を目安とする。エネルギーを確保しつつ低脂肪にするためには、糖質（炭水化物）とたんぱく質の比率を高くする。エネルギーが十分確保できない場合には、体調に応じて成分栄養剤を併用するよう指導する。

● 糖質（炭水化物）

米飯、餅、うどんなどは比較的安全な食品であるが、消化吸収しやすいよう軟らかく調理して食べるのが望ましい。食パンなどを食べる際には、バターやマーガリンを多く使わないよう指導する。

ライ麦パンやレーズンパンなどは繊維が多いので、主治医の指示をよく確認したうえで、摂取の可否を指導する。

患者が、下痢、腹痛、腹部膨満感などを生じた経験がある食品には注意する。

また砂糖を多く含む食品（菓子類、清涼飲料水など）の過剰摂取にも注意を促す。（表1）。

● 脂質

脂質は腸管の蠕動運動を刺激しやすい。CD患者の場合、胆汁酸の再吸収が行われず腸管を刺激し、下痢や腹痛の原因となる。1日の脂質摂取量が20gを超えると再燃率が急増するとの報告があるので[2]、摂取を20g/日以下に抑えるのが望ましい。

炒め物で大さじ1（約13g）の植物油を使用すると、それに加えて普通牛乳200mlを飲むだけで1日の脂質摂取量が20gを超える。調味料や加工食品、嗜好品などに含まれる脂質の量を意識することが大切であることを伝える。菓子パンやラーメンなど、脂肪が多い食品の摂取は寛解時であっても避けるよう指導する。

脂質の「質」の考慮も大切である。n-3系脂肪酸（魚油、アマニ油、エゴマ油、シソ油など）とn-9系脂肪酸（オリーブオイル、キャノーラ油など）は、腸管炎症に与える影響が比較的少ないとされる。

● たんぱく質

肉類を摂取する際には、できるだけ脂質が少ない部位を選ぶよう指導する。トリのムネ肉（皮なし）やササミは脂肪が少なく使いやすいたんぱく質源である。一方、ひき肉、トリ皮部分などには脂肪が多いので、多食は避けた方がよい（表2）。

疾患ごとの栄養・食事指導　**炎症性腸疾患（IBD）**

表2　たんぱく質源として比較的安全な食品と注意すべき食品

比較的安全な食品	注意すべき食品
● 肉類 　トリササミ　トリムネ肉（皮なし）　牛赤身肉 　ラム肉　トリモモ肉（皮なし） ● 魚介類 　「注意すべき食品」以外は比較的安全 ● マメ類 　豆腐　豆乳　高野豆腐　油揚げ・厚揚げ（油抜き必須）　春雨　ひきわり納豆　きな粉 ● 卵類 　油で調理しなければ問題ない ● 乳製品 　低脂肪牛乳　低脂肪ヨーグルト　スキムミルク	● 肉類 　脂肪の多い肉類（ひき肉・バラ肉・ベーコン・ハムなど） 　加工品全般 ● 魚介類 　イカ、イカ製品　甲殻類（エビ、カニ） ● マメ類 　ダイズ　アズキ　クロマメなどのマメ類　おから ● 乳製品 　アイスクリーム　生クリーム　コーヒー用クリーム 　普通牛乳　特濃牛乳　チーズ

出典：クオールで使用している栄養指導の資料（日本食品標準成分表2015年版（七訂）を参照）

脂肪の少ない肉は味が淡白で食感もパサパサになりやすい。片栗粉であんかけソースを作ってかけたり、ゆっくり加熱することで素材が硬くなりにくくするなど、調理方法の工夫を指導することで、満足感が得られやすい。

魚類は種類によらず選択が可能で、特に青魚は積極的な摂取を指導する。はんぺん、かまぼこなどの練り物も低脂肪でよい。缶詰は、油漬けではなく水煮がよい。体調が優れないときには脂肪の多い魚、生食を避けるよう指導する。

● ビタミン・ミネラル

不足しやすいビタミン・ミネラルと、それらを補うために比較的安全な供給源を把握しておく必要がある。水溶性ビタミンでは「ビタミンB_1・ビタミンB_2・ビタミンB_{12}・葉酸」、脂溶性ビタミンでは「ビタミンD・ビタミンE・ビタミンK」の不足に注意する。ミネラルでは「鉄・亜鉛・セレン・カルシウム・ナトリウム」の不足に注意する。

ビタミンB_1の供給源としては、「サケ・カレイ・カツオ・レバー・ブリ・きな粉・タラコ・ミカン」などが安全である。ビタミンB_2の供給源では、「レバー・カレイ・イワシ・ひきわり納豆、ヨーグルト」などが安全である。ビタミンB_{12}の供給源は、「カキ・レバー・ニシン・サンマ・サバ・サケ・マグロ・卵」などが安全である。葉酸の供給源は、「レバー・ホウレンソウ・ブロッコリー、ジャガイモ」などが安全である。ビタミンDの供給源では、「マグロ・イワシ・サケ、サンマ、卵、干しシイタケ」などが安全である。ビタミンEの供給源では、「カボチャ・ホウレンソウ・モロヘイヤ・タイ・サンマ・イワシ」などが安全である。ビタミンKの供給源では、「ひきわり納豆・コマツナ・ホウレンソウ・ブロッコリー」などが安全である。

鉄の供給源では、「レバー・イワシ・カキ・カツオ・マグロ・高野豆腐・ホウレンソウ・きな粉・ココア」などが安全である。亜鉛の供給源では、「カキ・レバー・イワシ・サンマ・高野豆腐・ひきわり納豆・きな粉・抹茶」などが安全である。セレンの供給源では、「イワシ・カレイ・カキ・カツオ・マグロ・タラ」などが安全である。カルシウムの供給源では、「乳製品（低脂肪）・スキムミルク・干しエビ・コマツナ・高野豆腐」などが安全な食品である。ナトリウムは、低ナトリウム血症の場合のみ摂取する。

● 食物繊維

　CDの狭窄症例では、腸閉塞予防のために、食物繊維が多い食品の摂取をしないよう医師から指示が出されていることが多い。それにより野菜が十分に摂取できず、ビタミン・ミネラルの不足が懸念される場合には、健康食品や野菜ジュースなどで補うよう指導する。狭窄がないCDやUCの患者には、医師の指示の下、食物繊維の適量摂取を指導する。

　食物繊維には、水溶性食物繊維と不溶性食物繊維がある。

　不溶性食物繊維は、胃と腸で水分を吸収して大きく膨張し、腸管を刺激して蠕動運動を促す働きもある。狭窄がない場合でも、多量摂取は控えた方がよい。

　水溶性食物繊維は、水に溶けるとともに、便の水分を吸収して下痢を軽減する働きがある。また、余分な脂質を吸着し排泄を促す働きもある。

　水溶性食物繊維を多く含む食材は、バナナ・リンゴ、モモ、イチゴなどの果物（特に熟したもの）などがある。水溶性食物繊維が豊富な果物であっても、酸味の強い柑橘類など、腸に刺激を与える食品の過剰摂取には注意が必要である。なお、健康食品などに含まれる「難消化性デキストリン」も水溶性食物繊維の一種である。

● その他

　アルコール、炭酸飲料、カフェイン（コーヒー、紅茶、緑茶）などは、腸を刺激し、下痢をしやすくする。また、マヨネーズやドレッシングなどは脂肪が多いので、低脂肪やノンオイルのものを活用するようアドバイスする。

　トウガラシやカレー粉など腸管を刺激し、下痢を助長しやすい調味料の使用は控えた方がよい。

　食材の皮・種・筋を取り除く、細かく切る、加熱するといった調理の工夫で、食品は消化されやすく、腸に負担がかかりにくくなる。食事の際、よくかんでゆっくり食べることが重要であることも伝える。

健康食品の利用

　IBDの患者は下痢や腹痛を起こしやすい。下痢は腸内フローラの悪化により、免疫力を低下させる。腸内フローラのバランスを維持・改善する目的で、患者の希望に応じて、ビフィズス菌や乳酸菌入りの健康食品、オリゴ糖、機能性ヨーグルトなどを勧めてもよい。

　野菜や果物が十分に摂取できない患者には、ビタミン・ミネラルの不足を補うため健康食品を活用するようアドバイスする。清涼飲料などに含まれる水溶性食物繊維「難消化性デキストリン」の適量摂取は下痢症状の緩和に役立つことがある。

　いずれの健康食品、サプリメントについても、摂取中に体調が悪くなったらすぐに中止して医師に相談するよう伝える。

参考文献
1) 炎症性腸疾患（IBD）診療ガイドライン2016、日本消化器病学会、南江堂、東京、2016.
2) 福田能啓 ら,クローン病の維持療法時の脂肪摂取と累積再燃率、厚生省特定疾患難治性炎症性腸管障害調査研究班　平成10年度研究報告書、69-70,1999.
3) Myren,J.,Bouchier,I.A.D.,Watkinson,G.,et al.:The O.M.G.E.multinational inflammatory bowel disease survey 1976～1982. Scand. J.Gastroenterol.,19, 1-27, 1984.
4) 「難治性炎症性腸管障害に関する調査研究」班平成13年度研究報告書 , 下山孝、官公庁刊行物、2002

疾患ごとの栄養・食事指導　炎症性腸疾患（IBD）

栄養・食事指導 1

21歳女性のAさんが、大学病院を受診した帰りに処方せんを持って薬局を訪れました。Aさんは次のように話しました。

> 19歳のときにクローン病と診断され、治療を続けています。月1回くらい下痢することはありますが、現在の症状は落ち着いています。今年の4月から社会人になり、一人暮らしを始めることになりました。これまでは母が食事を作ってくれていたのですが、これからは自分で作ることになります。どんなことに気を付けたらよいでしょうか。

● 処方せん

　サラゾピリン錠500mg　3錠
　　　1日3回　28日分

● 栄養・食事アセスメントの結果

　昨日の食事（実家暮らしの食事）
　　朝：ご飯、みそ汁、焼き魚、野菜ジュース
　　昼：（コンビニ利用）おにぎり（サケ）、おでん
　　　　お茶
　　間食：ベーグル　豆乳
　　夕：ご飯、春雨スープ、豆腐ハンバーグ、リンゴ

・1日のエネルギー量：約2000kcal
・身長：160cm　・体重：48kg
・BMI：18.8kg/m^2
・脂質の摂取量：18g

栄養・食事指導の例

　クローン病の患者さんが病気をコントロールするうえで、食事の管理はとても大切です。人によって注意点は違うので、主治医の先生にあらためて確認してみてください。また、Aさんのお母様に、食事を作る際に参考にしていた資料、書籍について聞いてみてください。食事の記録を付けたノートなどがあれば見せてもらうとよいですね。

　一般に、クローン病は脂肪をとり過ぎると再燃しやすいといわれています。1日の脂質の摂取目安量は20gです。できるだけ食用油の使用を少なくし、肉料理にするときは脂身が少ない部位を選ぶようにするとよいでしょう。外食時や、弁当・パンなどを購入する際にも栄養表示をしっかり確認してください。菓子パンの中には、1個で脂質が20g以上含まれているものがあります。

　脂質の摂取を制限するとエネルギーが不足しがちなので、炭水化物やたんぱく質を多目にとってください。ビタミン、ミネラルが不足しないよう気を付けることも大切です。心配なときは、サプリメントなどで補ってもいいのですよ。

風邪症候群

- 脱水症状に留意し、比較的水分の多い食事内容とする
- 咽頭炎がある患者は、おかゆや雑炊など液体、半固体の食品が食べやすい
- 通常の食事ができない患者には、液状、ゼリー状の栄養食品の利用をアドバイス

疾患と栄養・食事

　風邪症候群は、あらゆる年齢層の人が発症する感染性呼吸器疾患である。鼻、咽頭、喉頭の上気道だけでなく、気管、気管支、肺といった下気道にまで広がって急性炎症をきたす。原因微生物の80～90％はウイルスだが、A群β溶血性連鎖球菌（溶連菌）、百日咳菌なども原因となる。自覚症状としては、発熱、頭痛、全身倦怠感、鼻症状（鼻水、鼻づまり）、咽頭症状（咽頭痛）、下気道症状（咳、たん）などが出る[1]。

　ウイルス性の風邪症候群であれば、安静、水分・栄養補給により自然に治癒するが、発熱、鼻汁、喉の痛み、咳などの状況に応じて、医療機関の受診を勧める必要がある[2]（図1）。

　発熱がある場合は、特にエネルギーを十分に補給する必要がある。ただし患者は全身倦怠感、咽頭炎などの症状により食欲が低下していることが多く、食べやすさも考慮した栄養・食事指導が大切である。脱水症状にも留意する。

薬物治療と栄養・食事

　風邪症候群の多くはウイルス感染であり、対症療法が行われる。主に、発熱には解熱薬（アセトアミノフェン）、鼻汁やくしゃみには抗ヒスタミン薬、

図1　急性上気道炎の治療ガイドライン・臨床症状から見た治療方針

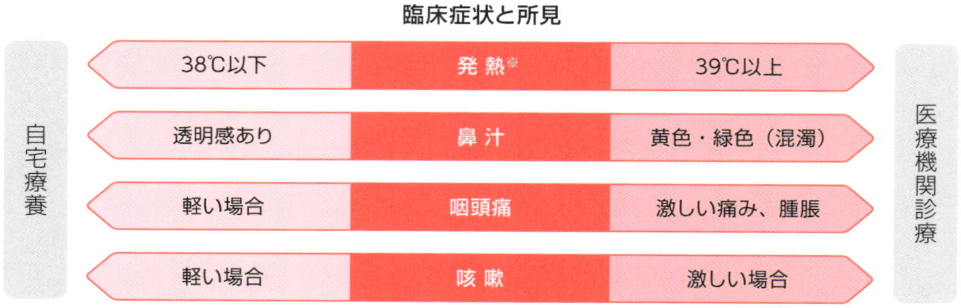

自宅療養	臨床症状と所見			医療機関診療
	38℃以下	発熱※	39℃以上	
	透明感あり	鼻汁	黄色・緑色（混濁）	
	軽い場合	咽頭痛	激しい痛み、腫脹	
	軽い場合	咳嗽	激しい場合	

※38～39℃では、他の症状が複数みられる場合には医療機関受診を奨める。

出典：日本呼吸器学会「呼吸器感染症に関するガイドライン」

咳嗽には鎮咳薬（中枢性あるいは末梢性鎮咳薬）、およびうがい薬などが使用される[2]。

解熱薬のアセトアミノフェンは、アルコール常飲でCYP2E1が誘導されていると、肝毒性を持つN-アセチル-p-ベンゾキノンイミンへと代謝が促進される。肝毒性が増加する恐れがあり注意が必要である。キャベツ、芽キャベツを含む食事を摂取するとグルクロン酸抱合の増強により代謝が促進され、アセトアミノフェンの作用が減弱すると考えられている[3]。また、糖分の多い餡、クラッカー、ゼリーや炭水化物を多く含む食事と共に服用すると、吸収量は変わらないが、炭水化物と複合体を形成してアセトアミノフェンの初期吸収速度が減少する。効果が早く出るよう強く望む患者には、服用方法を指導する。

抗ヒスタミン薬のフェキソフェナジンは食後服用では血中濃度が低下するため、フェキソフェナジン塩酸塩・塩酸プソイドエフェドリン配合剤（ディレグラ）は空腹時服用となっている。また、フェキソフェナジンはグレープフルーツジュース、オレンジジュース、アップルジュース中の成分により小腸上皮細胞に存在する有機アニオントランスポーターが阻害され、抗アレルギー作用が減弱する可能性がある[4]。

セフェム系薬剤のセフジニルは鉄を含むサプリメントと共に摂取すると吸収が約10分の1に阻害される。やむを得ない場合には、3時間以上間隔をあけてサプリメントを摂取する。

マクロライド系薬剤のアジスロマイシン単回投与製剤（ジスロマックSR成人用ドライシロップ2g）は空腹時投与と比較して食後投与時のC$_{max}$は約2.2倍上昇し、T$_{max}$が2時間早まるため、空腹時投与となっている。マクロライド系ドライシロップの中には酸性飲料（スポーツ飲料、フルーツジュース、乳酸菌飲料など）と同時に服用すると強い苦味が出る場合がある。逆に苦味抑制効果があるものは、牛乳やコーヒー牛乳、ココア、アイスクリームが挙げられる。ゼリー状のオブラートを使用する場合はチョコレート味が勧められる。

栄養・食事指導への誘導

風邪症候群やインフルエンザの患者が処方せんを持って薬局を訪れることがあるほか、一般用医薬品や経口補水液、額に貼る冷感シートなどを購入するために直接、薬局を訪れることもある。患者が風邪症候群であることが推測できた場合には、会計の際に、休養に加え、水分・栄養補給が大切であることを簡単に伝える。長時間の話は避ける。

患者から「体がだるくて食事が作れない」「食欲がなく、何も食べられない」「早く治したいが何を食べればよいか」などとアドバイスを求められたら簡単に指導をする。食事を作る介助者がいれば一緒に（あるいは患者を先に帰して介助者のみに）説明を聞いてもらう。

アセスメント

治療中の疾患や服用薬、医師や管理栄養士から食事制限の指示を受けていないかなどを確認する。特に糖尿病患者が風邪症候群などに罹ると血糖コントロールが乱れ、糖尿病が悪化しやすい（シックデイ）。状況に応じて主治医に連絡して指示を仰ぐ（→76ページ「糖尿病」の項参照）。

患者を店内に長時間留めるのは望ましくない。栄養の摂取状況の確認などは簡潔に行う。

栄養・食事指導

発熱すると基礎代謝が高まり、エネルギー消費が多くなる。その一方、風邪症候群の患者は食欲

がなかったり、咽頭炎による嚥下困難などで通常の食事がしにくいことが多い。従って少量でも十分なエネルギーが補給できる、高栄養で食べやすい食事を提案する。食事の回数を1日3回にこだわらず、食べる回数を増やしてもよい。

下痢症状がある場合は脱水予防のために、少しずつこまめに水分補給をするよう指導する。通常の食事から栄養摂取するのが難しければ、液状、ゼリー状の栄養食品の利用を提案する。

1 摂取を勧めるとよい食材

炭水化物のみに偏らず、できるだけ栄養バランスの取れた献立となるよう指導する。咽頭炎などの症状がある場合には、固くなく、水分を多く含む食品の方が喉を通りやすい。米であれば、白米よりもおかゆや雑炊の方が食べやすい。梅干し、練り梅、のり佃煮、鯛みそなどを添えると食欲が増す。パンは、温かい牛乳などに浸すと食べやすい。

体内でたんぱく質の分解が起こりやすいので、補うために良質のたんぱく質を摂取することが大切である。消化に時間がかかる脂質は少ない方が望ましい。鶏卵、白身魚、鶏ささみ、豆腐、牛乳、ヨーグルトなどが適している。

体の免疫力を維持するために、ビタミンA、ビタミンCなどの補給にも留意する[5]。これらのビタミンを多く含む緑黄色野菜、果物などを食材として加えるよう指導する。

2 調理方法とレシピ

消化をよくするための調理法として、よく煮込む、蒸す、裏ごしをするなどがある。ポタージュやプリン、茶わん蒸し、くず湯、湯豆腐などの液体、半固体の食品は喉ごしがよく食べやすい。

肉の脂肪・皮・筋は取り除く。野菜は食物繊維を多く含むため細かく切る、軟らかくなるまで煮る、よく噛んで食べる。味付けは全体的に薄味にした方が、体調が悪いときには食べやすい。

3 控えた方がよい食材

高脂肪食（揚げ物、生クリーム、牛バラ肉、豚バラ肉など）や不溶性食物繊維が多く含まれる食品（トウモロコシ、ムギ、マメ類、ナッツ、キノコ類）は消化吸収がわるい。炭酸飲料やアルコール飲料、多量な香辛料も消化器に負担がかかりやすい[5]。

特定保健用食品などの活用

通常の食事から十分な栄養がとりにくい場合には、パウチ入りのゼリー状栄養飲料、少量で高エネルギーの飲料などを勧めてもよい。

風邪症候群で下痢・嘔吐・発熱の症状がある場合には、脱水を起こさないために、経口補水液などの活用も有用である。ただしナトリウム、カリウムなどを多く含むので、摂取制限を受けている患者には、事前に医師に相談するよう伝える。

軽度の風邪症候群はセルフメディケーションで対処できるケースも多い。患者の希望に応じて、症状に合った一般用医薬品の選択をサポートする。

参考文献

1) 日本呼吸器学会ホームページ、http://www.jrs.or.jp/
2) 呼吸器感染症に関するガイドライン 成人気道感染症診療の基本的考え方、日本呼吸器学会編、http://www.jrs.or.jp/modules/guidelines/index.php?content_id=18
3) Pantuck, EJ., et al. :Effect of brussels sprouts and cabbage on drug conjugation. Clinical Pharmacology and Therapeutics, 35（2）,161-169,1984.
4) 薬効別 服薬指導マニュアル 第7版、田中良子監修、じほう、東京、2011
5) NST臨床栄養療法スタッフマニュアル、清野 裕ほか編、医学書院、東京、2009

疾患ごとの栄養・食事指導　**風邪症候群**

栄養・食事指導 1

2月の寒い朝、マスクをしたAさん（38歳男性）が総合感冒薬を買うために薬局を訪れました。会計の際、次のように話しました。

> 熱はないんだけれど、軽い喉の痛みがあってちょっと咳も出ます。鼻水は透明です。病院に行くほどでもないと思って風邪薬を買いに来ました。なんだか食欲がなくて、いつも食べているファストフードも、今日は食べたくないんです。明日も仕事だし、栄養をつけなければと思うのですが、どんなものを食べたらよいのでしょうか。

● 処方せん
なし

● 栄養・食事アセスメントの結果
昨日の食事
　朝：なし
　昼：栄養ドリンク1本
　夕：菓子パン1個

・1日のエネルギー量：480kcal
・食塩相当量：1g

栄養・食事指導の例

　体力回復のためには、十分な休養と、栄養補給が大切です。消化がよく、早くエネルギーになる炭水化物もよいですし、体の免疫力を保つため、ビタミンも大切です。また、風邪のときは体内のたんぱく質が分解されやすいので、たんぱく質も積極的にとりましょう。寒い時期なので、体を冷やさないよう、温かい食事にするとよいですね。

　咽頭痛があるとのことなので、喉を通りやすい「卵がゆ」はどうでしょうか。レトルトパウチに入ったおかゆが市販されています。おかゆを茶碗に移して卵を割り入れ、電子レンジで温めれば出来上がりです。梅干し、のり佃煮などを添えると食欲を増す効果があります。

　また、冷凍ホウレンソウを加えたり、果物を一緒に食べるとビタミンの補給もできます。

　それもしんどいようなら、お湯を注ぐだけのフリーズドライの卵スープや雑炊、市販の茶わん蒸しなどでもいいです。

　脂身の多い肉、から揚げ、生クリームを使ったお菓子、菓子パンなどはあまり消化がよくないので、少しよくなってから食べた方がよいでしょう。風邪のときには体の水分が不足しがちです。こまめに水分補給もしてください。

　薬（一般用医薬品）を飲んで様子をみて、熱が出たり、咳、喉の痛みがひどくなった場合には、医療機関を受診してくださいね。

食物アレルギー

- 原因食物の必要最小限の除去を行う
- 栄養不足にならないよう食事摂取状況の確認をする
- 薬や生活用品に含まれる食物由来の添加物にも注意を

疾患と栄養・食事[1]

　食物アレルギーは食物で起こる抗原特異的な免疫反応で、皮膚のかゆみ、じんましん、くしゃみ、鼻水、呼吸困難、充血などの症状が現れる。日本の食物アレルギーの有病率は乳児が最も高く約10％、3歳児は約5％、保育所児5.1％、学童期以降は1.3～4.5％程度と考えられている[2]〜[6]。

　原因となる食物は、鶏卵（39.0％）、牛乳（21.8％）、コムギ（11.7％）の順で、そのほかにピーナッツ、果物類、魚卵、甲殻類、ナッツ類、ソバ、魚類などがある。

　新規発症の原因食物は、0歳群では鶏卵、牛乳、小麦が圧倒的に多く、学童期以降になると甲殻類、果物、魚類などが加わる。年齢とともに自然に耐性を獲得し、以前食べられなかった食品が食べられるようになることもある。一般的に、乳幼児期の主な食物アレルギーの原因食物である鶏卵、牛乳、コムギとダイズについては自然耐性化率が高い一方、そのほかの食物については自然に耐性を獲得する割合は低いと考えられている。

　アレルギーの原因食物であっても、患者は症状が誘発されない量までは食べられる。医師が指示する「食べられる範囲」の中で、できる限り食生活の幅を広げる栄養・食事指導を目指すべきである。

成長期の子どもに食事制限をする場合には特に、栄養素が不足しないよう入念な指導が必要である。アレルギーを起こさない商品、外食メニューを患者や家族が自ら選べるよう、食品成分表示の見方についても指導する。

薬物療法と栄養・食事[1]

　食物アレルギーの薬物療法では、内服の抗ヒスタミン薬、抗アレルギー薬が補助的に用いられる。便秘の副作用、口渇による味覚異常や嚥下困難が起こることがある。

　医療用医薬品、一般用医薬品、生活用品（口腔ケア製品、化粧品、入浴剤、石鹸など）にも、食物由来の成分が含まれていることがある。添加物やカプセルの原材料としてゼラチンが使用されている。また、卵白由来の塩化リゾチームは医療用医薬品、一般用医薬品に広く用いられている。

　止瀉薬のタンニン酸アルブミンはタンニン酸と牛乳由来のカゼインから合成される。乳酸菌製剤は、乳酸菌を培養する培地にカゼインが含まれていることがある。

　多くの経腸栄養剤には原材料としてカゼインが使われている。口腔ケア製品やガムに配合される「CCP-ACP（カゼインホスホペプチド・非結晶リ

ン酸カルシウム複合体）」もカゼイン由来である。

　散剤の調合や、各種薬剤の添加物として使用されている乳糖は1g当たり数μgの微量牛乳たんぱく質が含まれる。感受性の高い牛乳アレルギー患者においては、医薬品に含まれる乳糖がアレルギー症状を誘発することがある。

栄養・食事指導への誘導

　成長期の子どもが複数の食物アレルギーを持つ場合、母親は毎日の食事作りに苦慮していることが多い。母親との会話で、子どもの食物アレルギーが話題に上ったら「食事作りでお困りのことはありませんか」などと声をかけてみるとよい。

アセスメント

　基礎的な患者情報、栄養の摂取状況、食事のスタイル、食の嗜好などを聴取する（→**基本的な確認項目は144ページ参照**）。

　外食頻度、外出時に弁当を持参するか、どこで誰と一緒に食べることが多いかなどを詳細に聞き取ることが、誤食防止の対策では大切である。

　アレルギーの原因食品について、医師から出ている指示を確認する。食物経口負荷試験を受けていれば、原因食物と食べることができる量（摂食可能量）を確認するとよい。また、加熱すれば食べられるか、加熱しても食べられないかも聞いておく。

栄養・食事指導

1 指導の方針

　食物アレルギー症状が誘発される原因食物の量には、ごく微量から数gまで大きな幅がある。従って食物アレルゲンを除去する栄養指導は、医師が指示した「食べられる範囲」に基づいて行うことが大前提となる。「念のため」「心配だから」と必要以上に除去食物を増やすことは患者の食生活の幅を狭め、QOLの低下につながる。除去による栄養不足が起こらないよう、食事内容全体をみて栄養バランスを調整する。

　食物アレルギーの患者や家族は、自由に食事ができないことに対してストレスを抱えていることが多い。食べられる範囲の中で、食事の楽しみが得られるレシピを提案する。

2 調理能力が高い患者への指導
（調理してくれる介助者がいる場合）

● 調理についての一般的な注意点

　食物アレルギー患者とアレルギーを持たない家族の食事を作り分ける場合は、調理器具、食器の分別などに注意する。食物アレルギー患者の食事を先に作るとよい。調理後はすぐにふたをして、他の食材の混入を防止する。

● 鶏卵アレルギーへの対応

　鶏卵は加熱により抗原性が低減する[7]。そのため、加熱した卵は問題がない場合でも、生卵や半熟卵ではアレルギー症状を起こす場合がある[7]。鶏卵そのものに加えて、マヨネーズなど鶏卵を材料とした食品が様々あることに注意を促す。

　鶏卵1個（約50g）のたんぱく質量は約6.2gである。ほぼ同量のたんぱく質は、ブタモモ赤身肉約25g、魚のタラ約30g、納豆約35gで代替できる。

　鶏卵の代わりに片栗粉やナガイモなどをつなぎとして使うことで、ハンバーグ、お好み焼きなどを作ることもできる。揚げ物のコロモは、卵を入れずに水と小麦粉にするとよい。黄色の彩りを加えるためには、トウモロコシやカボチャ、ターメリックなどを活用するとよい。

● 牛乳アレルギーへの対応

　牛乳アレルギーの原因たんぱく質は、加熱したり発酵しても抗原性はあまり変化しない[7]。従って牛乳のほか、ヨーグルト、バター、アイスクリームなど乳製品全般に配慮する。

　乳製品を除く場合、カルシウムの摂取不足が問題となる。コップ1杯（200ml）の牛乳のカルシウムは約220mgで、木綿豆腐約180g、コマツナ約130gなどと同量である。1食材で牛乳と同量のカルシウムをとることは難しいので、食材を組み合わせたり、アレルギー用ミルクを紹介してもよい。

　シチューなどの材料の牛乳は豆乳で代替できる。洋菓子については、豆乳やココナッツミルクのほか、米粉のライスミルクでも代用できる。

● コムギアレルギーへの対応

　コムギアレルギーの原因たんぱく質は、牛乳と同様、加熱しても変化しにくい[7]。コムギを含む食品としてはパン、うどん、餃子の皮、カレールー、穀物酢などがある。「米粉パン」など米粉が主原料の商品の中にも、膨らませるためにコムギグルテンが使われているものがある[8]。食パン1枚（約60g）は158kcalであり、ほぼ同量のエネルギーはご飯約95g、さつまいも約120gで摂取できる。薄力粉は米粉、白玉粉で代用するとよい。

　コムギとオオムギなどほかの麦類は、原因たんぱく質の構造が似ている。そのためコムギアレルギーを持った人がオオムギなどを摂取した際に症状が誘発されることがある（交差抗原性）[7]。しょうゆについては、主要原料の一つは小麦だが製造過程でたんぱく質が完全に分解されるため、基本的に除去は必要ない。

3 ほとんど調理をしない患者への指導
　　（外食メニュー・弁当などの選びかた）

● 食品のアレルギー表示の確認

　食品のアレルギー表示には「表示義務」と「推奨表示」がある。表示義務は、重篤度が高く、症例数の多い7品目で「卵、乳、コムギ、エビ、カニ、落花生、ソバ」、推奨表示は過去に一定の頻度で健康被害が見られた20品目で「アワビ、イカ、イクラ、オレンジ、キウイフルーツ、牛肉、クルミ、サケ、サバ、ダイズ、トリ肉、ブタ肉、マツタケ、モモ、ヤマイモ、リンゴ、ゼラチン、バナナ、ゴマ、カシューナッツ」である。患者のアレルギー原因食物に応じて、表示について確認法を説明しておく。

　過去に購入したことがある商品であっても、原材料が変更されている可能性があるので、購入のたびに表示を確認するよう指導する。

　アレルギー表示の対象は、容器包装された加工食品および添加物であり、飲食店や惣菜店の店頭、対面販売は表示の対象外である[8]。飲食店ではそばとうどんを同じかまでゆでていることも多いので、注文前に確認するよう指導する。

参考文献

1) 食物アレルギー診療ガイドライン2016、日本小児アレルギー学会食物アレルギー委員会、協和企画、東京、2016
2) Ebisawa M, et al. J Allergy Clin Immunol., 125, AB215, 2010.
3) 野田龍哉. 食物アレルギー研究会会誌, 10, 5-9, 2010.
4) 今井孝成, 日本小児科学会雑誌, 109, 1117-22, 2005.
5) 日本学校保健会、平成25年度学校生活における健康管理に関する調査事業報告書 2014
6) 食物アレルギーの診療の手引き2014、研究代表者　海老澤元宏、2014、http://www.foodallergy.jp
7) 食物アレルギーの栄養指導の手引き2011、研究分担者　今井孝成、2012
8) 消費者庁ホームページ、http://www.caa.go.jp/foods/index8.html

疾患ごとの栄養・食事指導　**食物アレルギー**

栄養・食事指導 1

30歳女性のAさんが3歳の娘を連れて、ビタミンの健康補助食品を買うために薬局を訪れました。会計の際、次のように話しました。

> 娘が小麦アレルギーでパンや麺類が食べられません。私が毎日、コムギを使わない食事を作っていますが、娘は白いご飯に飽きてしまい、最近は残すこともあります。今のところ身長や体重は保育園でも真ん中くらいですが、今後、栄養不足にならないか心配です。ご飯の代わりになるメニューはないかしら？

● 処方せん
　なし

● 栄養・食事アセスメントの結果
　昨日の食事
　　朝：ご飯（子ども茶わん1杯）、卵焼き、
　　　　ヨーグルト、モモの缶詰
　　昼：保育園で小麦除去食
　　夕：ご飯（子ども茶わん1杯）、焼きサケ、
　　　　根菜の煮物、ホウレンソウのゴマあえ
　　間食：リンゴジュース

・1日のエネルギー量：1050kcal

栄養・食事指導の例

　子どもは少しアレンジを加えて味や見た目が変わるだけでも、食べてくれることがありますよ。トリ肉やキノコ、ニンジンなどの野菜を加えた炊き込みご飯にしてみてはどうでしょうか。また、炊き上がったご飯にトウモロコシの粒をほぐして混ぜると、食感と彩りが楽しい黄色いご飯になります。炊き込みご飯やトウモロコシを加えたご飯は、普通のご飯と同量で必要なエネルギー・栄養素が補給できます。

　コムギを含まず、ご飯の代替になる食品としてはお餅、ソバ、コーンフレークなどがあります。子ども茶わん1杯（100g）のご飯のエネルギー量は約168kcalなので、お餅なら約70g、ソバなら約60g、コーンフレークなら約45gで代替できます。薄力粉の代わりにコーンフレークをまぶしたから揚げは、サクサクした食感で多くのお子さんに喜ばれるメニューです。

　3食でエネルギーが不足するなら、おやつやデザートで補充しましょう。例えば米粉が原料の白玉に果物を添えるとおいしいデザートになります。

　毎日、手作りをされることは素晴らしいですが、ときには市販の製品も活用してみてはいかがでしょうか。米粉を使ったパンや麺がスーパーで販売されています。ただ、米粉パンの中には膨らみをよくするために小麦グルテンを加えた製品もあるので、注意してください。必ず栄養表示を確認するようにしてくださいね。

嚥下障害

- かかりつけの患者が急激に痩せたと感じる場合、嚥下障害の疑いも
- 食物を飲み込みにくい人、むせやすい人には食形態の選択が重要
- ペースト食は自宅でも作れる。とろみ調整食品を上手に活用

疾患と栄養・食事

　嚥下は、食物を口に取り込み咀嚼し、食塊を口腔から咽頭に送り込み、さらに咽頭から食道・胃に送り込む一連の動作からなる。これらの動作に関わる器官の不具合により、嚥下障害が起こることがある。

　嚥下障害が起こると食物が食べにくくなり栄養状態が悪くなったり、食物が気道に流入する「誤嚥」が起こるリスクが高まる。特に食塊を咽頭から食道に送り込む「咽頭期」の動作がうまくいかないと、誤嚥性肺炎や窒息が起こりやすい。

　嚥下障害の原因としては、脳血管障害のほか、咽頭や食道の病変、口腔腫瘍、血管の奇形による食道の圧迫、パーキンソン病、ギラン・バレー症候群などがある[1]。

　加齢も嚥下障害の原因の一つである。加齢による咀嚼力の低下、義歯の使用、唾液量の変化、粘膜の感覚や味覚の低下などが起こり、摂食・嚥下機能が低下することがある。

　薬局では、特に重度の嚥下障害については食物の経口摂取の可否も含め、主治医の指示をしっかり確認したうえで患者を支援する必要がある。

　主治医が食物の経口摂取を制限していない場合には、患者の要望に応じて、嚥下しやすい食べ物・食べ方の工夫を指導する。

　「口への取り込み」「咀嚼」「咽頭への送り込み」「食道・胃への送り込み」の、どの段階の嚥下障害なのかを見極めたうえで、適切な食形態を提案する必要がある。

薬物療法と栄養・食事

　食べ物を飲み込んだり、咳をしたりといった動作を正常に行うために関与している物質が「サブスタンスP」である。薬剤の中にはサブスタンスPに好影響、悪影響を及ぼすものがある。

　嚥下機能に好影響を与える薬剤には、サブスタンスPの分解を阻害するイミダプリルなどのACE阻害薬、ドパミン放出促進作用によりサブスタンスPの産生を上昇させるアマンタジン、ドパミンとサブスタンスPの産生を維持するシロスタゾール、嚥下反射を改善する半夏厚朴湯などがある[2]。

　悪影響を及ぼす薬には、錐体外路症状や意識低下を来す抗精神病薬、抗うつ薬や抗不安薬、口腔内乾燥を起こし得る抗コリン薬、口内炎を起こしやすい抗がん剤、筋緊張を低下させる筋弛緩薬などがある[2]。

　薬の誤嚥で、窒息、気道損傷などが起こることもある。患者から「薬が飲みにくい」といった訴えが

あった場合、市販されているゼリー状やペースト状の嚥下補助用オブラートの使用を勧めたり、口腔内崩壊錠、貼付剤、坐薬などに剤型変更ができないかを処方医に確認するとよい。

栄養・食事指導への誘導

脳血管障害やパーキンソン病などの様々な疾患や加齢により嚥下障害が発生する場合がある。かかりつけの患者が、ほかの疾患の影響は特にないはずなのに急に痩せたと感じたら、「最近、食事の量が減っていませんか」「食べた後にむせることはないですか」などと聞いてみる（表1）。

服薬状況の確認の際に、患者側から「最近よくむせてうまく飲めないことがある」といった訴えが聞かれる場合もある。

嚥下障害が疑われる場合には医師に連絡する。医師の指示のもと、むせにくい食事や食べ方の提案をする。

アセスメント

医師から指示が出ていればその内容を確認する。患者の生活背景・嗜好などを聞き取る。嚥下状態を確認する。

1 食事状況の確認

飲み込みにくさや、むせの確認をすることで誤嚥のリスクが把握できる。食事内容や食事にどれくらい時間がかかっているかも有用な情報になる。

なお、医療機関で実施している嚥下障害の評価方法としては「反復唾液嚥下テスト」や「水飲みテスト」、「フードテスト」などがある。「嚥下内視鏡検査（VE）」「嚥下造影検査（VF）」を実施することもある。

表1　嚥下障害の症状[3]

1）嚥下時の症状	嚥下困難、嚥下時のむせ、鼻咽腔逆流、嚥下時痛など
2）嚥下後の症状	食物残留感、湿声、喀痰増加など
3）その他の症状	持続的な喀痰や発熱などの呼吸器感染症状、食物摂取量の減少、食事時間の延長、体重減少など

出典：日本耳鼻咽喉科学会編「嚥下障害診療ガイドライン 耳鼻咽喉科外来における対応」2012年版

2 BMI、体重減少率の確認

体重減少率は（通常体重（kg）－現体重（kg））÷通常体重×100で算出できる。1カ月の減少率が5%以上、3カ月が7.5%以上、6カ月が10%以上が高リスクの低栄養状態の目安とされている[4]。

栄養・食事指導

1 指導の方針

嚥下しにくい食品、むせやすい食品は食べるのを避け、代わりに嚥下しやすい、むせにくい食品を積極的にとるよう伝える。調理の工夫などで、嚥下しやすく、むせにくくできるものは食形態の調整を指導する。食事が変わることで栄養素の不足が起こらないよう注意する。

食事をする際は、頸部前屈姿勢が基本となる（患者の状態により調整）。一口の量が多過ぎたり、食事のペースが速いと誤嚥のリスクが高まることを伝える。

口腔ケアは、口腔内の衛生状態を保つだけでなく、誤嚥性肺炎の予防につながる[4]。口腔ケア（歯磨きなど）をしっかり行うよう指導し、可能であれ

ば歯ブラシや義歯の状況を確認する。特に在宅指導では、歯科医師、歯科衛生士との連携が重要になる。

２ 調理能力が高い患者への指導
（調理能力の高い介助者がいる場合）

● 食形態の調整

卵、ジャガイモなどは、卵豆腐、プリン、ポタージュなど、軟らかくとろみが付いた食品にして摂取するとよい。加熱調理しても軟らかくならないコンニャク、繊維の多いゴボウ、堅いナッツ類、ワカメなどのペラペラした食品は食べるのを避け、別の食品で必要な栄養を摂取するようアドバイスする。

パンは牛乳と卵に浸してフレンチトーストにするとパサつきが減るため食べやすくなる。マグロの刺身はペースト状にしてネギトロに、チャーハンにはあんを載せ、あんかけチャーハンにすると食べやすくなる。

固形物が飲み込みづらい患者には、食品をミキサーでペースト状にして食べるようアドバイスする。例えばカボチャは、いったん煮付けを作ってから、だしを加えてミキサーにかけると、喉を通りやすいおいしいペーストになる。

ニンジンなどの野菜は、ミキサーにかけてもペースト状になりにくいので、市販のとろみ調整食品を加えて粘性を増すとよい。水やお茶でむせる人にも、とろみを付けるようアドバイスする。

３ ほとんど調理をしない患者への指導

調理ができない、するのが難しい患者には市販の介護食品の活用を勧めてもよい。食品を選ぶ際の指標として「ユニバーサルデザインフード」「スマイルケア食」の表示を説明するとよい。

ユニバーサルデザインフードは、日本介護食品協議会が制定した食品規格で、食品の「かたさ」と「粘度」に応じた４種類のマークが表示されている。マークに基づき、患者の状態に応じた食品が選べる。

スマイルケア食は、農林水産省が策定した介護食品の枠組みである。かむこと飲み込むことに問題はないが健康維持上栄養補給が必要な人向けの食品には「青」マーク、かむことが難しい人向けの食品に「黄」マーク、飲み込むことが難しい人向けの食品に「赤」マークが表示されている。

在宅栄養・食事指導

嚥下障害がある患者宅を訪問して栄養指導をする場合は、患者の食事を作っている介護者（キーパーソン）に対して、とろみ調整食品の使用方法、ミキサー食に適した食品の選び方などについて伝えることが多い。介護者の生活背景や経済状況も考慮した提案をすることが大切である。

そのために台所の様子などを観察し、調理や経済面の負担についての考えを聴取したうえで、継続して作ることができるレシピ、調理法を提案するよう努める。

参考文献

1) スマート栄養管理術123　栄養とスポーツの管理が重要であるこれだけの理由、富野康日己編、医歯薬出版、東京、2014
2) 日本神経治療学会ホームページ、https://www.jsnt.gr.jp/guideline/enge.html
3) 嚥下障害診療ガイドライン　耳鼻咽喉科外来における対応　2012年版、一般社団法人　日本耳鼻咽喉科学会編、金原出版、東京、2012
4) 東京都福祉保健局ホームページ、http://www.fukushihoken.metro.tokyo.jp/shougai/jigyo/tankinyuusho_shiryou.html

疾患ごとの栄養・食事指導　嚥下障害

栄養・食事指導 1

医師から在宅訪問薬剤管理指導の指示を受け、薬局薬剤師と管理栄養士が85歳男性Aさん宅を訪問しました。その際、夫人のBさん（82歳）が次のように話しました。

> 以前は私が食事を作っていたのですが、普通の食事だとむせるようになり、市販のペースト食を買って使うようになりました。しかしこの半年で10kg痩せてしまい、心配です。経済的な面でも負担が大きいので、可能な範囲で、また私が食事を作ってあげたいと思っているのですが、できるでしょうか。

● 処方せん

メマリー錠20mg　1回1錠（1日1錠）
　　　1日1回　朝食後　30日分
イーシー・ドパール配合錠　1回1錠（1日3回）
グラマリール錠50mg　1回1錠（1日3回）
　　　1日3回　毎食後　30日分
エンシュア・H　1回250ml（1日250ml）
　　　1日1回　30日分

● 医師の指示：

・指示栄養量　特になし

● 栄養・食事アセスメントの結果

普段の食事：
　朝：牛乳（200ml）、バナナ（40g）、
　　　青汁（ミキサーにかける）
　昼：市販のペースト食（おかず）2袋、
　　　エンシュア・H
　夕：市販のペースト食（おかず）2袋

・1日のエネルギー量：約725kcal
・身長：162cm
・体重45kg（標準体重57.5kg）

栄養・食事指導の例

　市販品は便利ですが費用が気になりますね。介護食は自宅で作ることもできます。ぜひ試してみてください。
　例えば、カボチャやニンジンを電子レンジで加熱して軟らかくしてから、豆乳を加えてミキサーにかけると、なめらかなポタージュになります。野菜の種類によってとろみの付き方が違うので、必要に応じて市販のとろみ調整食品を加えて、とろみを調整してください。マグロの刺身はすり身にしてネギトロにすると、おいしく、食べやすくなります。

　ご主人が現在の体重を維持するためには1125～1350kcal/日必要です。現在、普段の摂取エネルギー量は約725kcal/日なので、このままではさらに体重が減少することが危惧されます。摂取エネルギー量の不足を補うために、3食に加えて間食も出してあげるとよいでしょう。
　ただし、食べることが嫌にならないことが大切です。ご主人が食べたいものは何かなど、希望を聞いて、便通なども確認しながら、少しずつ食事量を増やしてあげてくださいね。

低栄養

- 高齢者の体重はいったん落ちると戻りにくい。低栄養の早期発見が大切である
- 低栄養患者の食事では、エネルギーの確保とたんぱく質の摂取を優先する
- 十分な量を食べられない患者には、流動食や栄養補助食品の併用も考慮する

疾患と栄養・食事

栄養素が質的、量的に不足した状態が続くと、様々な健康障害のリスクが高まる。米国ベイラー医科大学のクレイグ・L・ジェンセン教授は、低栄養を「身体機能の障害をきたす可能性がある、除脂肪体重が低下した状態」と定義している[1]。

一般に、高齢者ほど低栄養に陥りやすい。他者との交流や社会活動の機会が減少すると食べる意欲も低下しがちなためである。また、味覚や嗅覚の変化、歯の欠損や咀嚼・嚥下力の低下、疾患の症状、服用薬の副作用なども食欲低下につながる。ほかにも高齢者の低栄養の原因は多岐にわたる。

高齢者はいったん食欲が低下して体重が減少すると、原因が取り除かれても食欲が回復せず、体重を元に戻すことが困難な場合が少なくない。従って、早期に食欲低下、低栄養の状態を見いだし、栄養・食事指導に導く必要がある。

近年、加齢とともに心身の活力が低下し、生活機能障害、要介護状態、死亡などの危険性が高くなった状態「フレイル（虚弱）」が注目されている。

このフレイルの状態から、筋肉量が低下した「サルコペニア」や運動器の障害で歩行や日常生活に支障をきたす「ロコモティブシンドローム」、さらには寝たきり状態につながる。一方でフレイルは適切な介入・支援により、生活機能の維持向上が可能である。フレイルの原因の一つは低栄養であり、栄養・食事指導の実施は改善に向けての重要なカギとなる。

ダイエットで極端に食事量を減らしたり偏った食事を続けていると、若年者であっても低栄養に陥ることがある。近年、サルコペニアに内臓肥満が合併した「サルコペニア肥満」が増加傾向であることも指摘されている。外見からだけでは分からない「隠れ低栄養」も念頭に、低栄養の人を早期に見つけ出し、改善に導くことが大切である。

薬物療法と栄養・食事

消化管障害を起こしやすい薬剤（非ステロイド性抗炎症薬、副腎皮質ホルモン剤、ビスホスホネート系薬剤など）や悪心・嘔吐・食欲不振を起こしやすい薬剤（オピオイド、抗癌剤、SSRI、ジギタリス、β遮断薬、NSAIDs、鉄剤など）は、副作用として低栄養を起こすことがある。

低栄養と脱水は同時に進行しやすい。細胞内水分が減少すると、水溶性薬物の血中濃度が上昇しやすい。逆に筋肉量低下に伴い、脂肪量は増加するため、脂溶性薬物は脂肪組織へ蓄積しやすいため注意が必要である。

低栄養の改善には、経腸栄養剤が使われることが多い。経腸栄養剤（人工濃厚流動食）には、成分栄養剤、消化態栄養剤、半消化態栄養剤がある。経腸栄養剤の投与法には、経口法と経管法（経鼻、胃瘻、腸瘻）がある。

経腸栄養剤の代わりに食品カテゴリーの「濃厚流動食」が使われることもある。医薬品特有のアミノ酸やペプチドの味や臭いがなく、ONS（経口的栄養補助）としても使用しやすい。

栄養・食事指導への誘導

低栄養は、年齢・性別・疾病の有無によらず誰にでも起こり得る。見た目だけでは判断できない場合も多いが、かかりつけの患者について、以前に比べて痩せた、顔色が悪い、疲れたような表情（目の下のくまなど）をしている、などの変化に気付いたら、食事の状況を聞いてみる必要がある。

また、患者との話の中で、「足がむくみやすい」「皮膚が乾燥する」「傷が治りにくい」「抜け毛が多くなった」「思い当たることがないが体重が減ってきた」「食欲がない状態が続いている」「口腔や消化器の治療を受けている」「唾液が出にくい」「食べ物を飲み込みにくい」「味が分かりにくくなった」「こってりしたものが食べられなくなった」「毎日1人で食事をしている」「食事の介助を受けるようになった」「風邪を引きやすく、治りにくくなった」などの話が出たら、低栄養を疑ってみる。

アセスメント

医師、病院栄養士などから指示があればその内容を確認する。基礎的な患者情報を聴取する。標準体重、BMI（Body Mass Index）を算出し、乖離を確認する。栄養・食事の摂取状況、食生活や嗜好を確認する。調理は自分で行えるか、調理をしてくれる人が周囲にいるかも聞いておく。

成人の低栄養スクリーニングには「MUST（Malnutrition Universal Screening Tool：栄養不良ユニバーサルスクリーニングツール）」[2]が使用されることが多い。身長、体重、BMIと、5日間の栄養摂取状況（聞き取り）を基に、「低リスク」「中等度リスク」「高リスク」で評価する。

高齢者の栄養状態の評価には「MNA（Mini Nutritional Assessment）」が広く用いられている[3]。上腕周囲長などの測定が必要になるが、比較的簡単に薬局でも実施できる。

「過去3カ月で食欲不振、消化器系の問題、咀嚼、嚥下困難などで食事量が減少したか」「過去3カ月で体重の減少があったか」「自力で歩けるか」といった質問項目のほか、食事内容、BMI、上腕の周囲長、ふくらはぎの周囲長などを点数に置き換えて評価する。低栄養のリスクが高いほど点数は低くなる。23.5ポイント以上であれば「栄養障害の可能性はなし」。17～23.5ポイントであれば「栄養障害の危険あり」、17ポイント未満は「栄養障害あり」と評価する。

栄養・食事指導

1 指導の方針

口から食べることは、視覚・嗅覚・味覚など様々な身体機能を使い、全身の刺激となる。「生きる喜び」を実感でき、気力を生み出す力にもなる。しかし「食べなければいけない」といったプレッシャーを患者に感じさせるべきではない。患者が食事を楽しむことが大切であり、通常の食事で必要量の栄養を補給することが難しければ、まずは土台となる栄養をONSで確保することも選択肢として考えるべきである。主治医に相談し、指示を仰ぐ。

70歳以上の高齢者におけるエネルギー必要量は、体格、年齢などによる個人差はあるが、身体活動が最も低い「レベルⅠ（生活の大部分を座って過ごし、静的な活動が中心）」でも、男性は約1850kcal、女性は約1500kcalである（厚生労働省「日本人の食事摂取基準2015年版」）。これは低栄養に陥らないために最低限必要な1日の摂取カロリーと考える。

　筋肉を維持するために、良質なたんぱく質を毎食25〜30g程度摂取することを目標とする。

　ビタミン、ミネラル、食物繊維についても不足しないよう十分な摂取を指導する。

2 エネルギーの確保

　食欲の低下、摂食・嚥下・口腔機能の低下から、かゆやうどんばかり食べていたり、食事を1日2食にしていることが低栄養の原因の場合がある。特に1人暮らしの高齢男性に多い。食事は、できる限り多品目を、1日3食、規則正しく食べるよう指導する。食事量が少ない人には、間食を勧める。

　かゆは1杯当たりのエネルギー量が普通のご飯の半分以下になるので、他の食品と組み合わせて食べるよう指導するとよい。

　例えばかゆにチーズと牛乳を加えてチーズリゾット風にしたり、うどんに卵と油揚げを加えると、おいしさを保ちつつカロリーアップできる。（→168ページのレシピ参照、カロリーアップの工夫は100ページ「COPD」の項参照）

　成人期または若年期に医師から受けた「動物性たんぱく質、脂質の摂取を抑えるように」との指導をかたくなに守り、体重減少・低栄養に陥っている高齢者が少なくない。高齢者にとって、動物性たんぱく質や脂質は重要なエネルギー源であることを伝え、積極的な摂取を指導する。

3 たんぱく質の確保

　たんぱく質は筋肉を作るために欠かせない栄養素であり、不足するとサルコペニアやロコモティブシンドロームにつながる。魚・肉・卵・ダイズ製品・乳製品などの良質なたんぱく質を毎食とり入れるとよい。良質なたんぱく質とは、体内で合成することのできない必須アミノ酸をバランスよく含む食品のことである。

　中でも、筋肉の合成に欠かせない分岐鎖アミノ酸（BCAA：バリン・ロイシン・イソロイシン）を豊富に含む食品を、積極的に食事に取り入れるとよい。マグロ、カツオ、アジ、サンマ、牛肉、鶏肉、卵、ダイズ、高野豆腐、チーズなどが該当する。

　高齢者は若年者と比較して、筋肉でのたんぱく質同化作用が弱いことが考えられる。血中アミノ酸濃度を高くするために、毎食25〜30g程度の良質なたんぱく質の摂取を目標とする[4]。1種類の食材で十分量のたんぱく質を補給することは難しいので、おかずにまんべんなくたんぱく質源を入れるよう指導する。

　例えばトリササミ2本弱（100g）にはたんぱく質が23g、マグロ赤身4切れ（30g）には約8g、普通牛乳コップ1杯（200ml）には約6.6g、木綿豆腐1/3丁（100g）には約6.6gが含まれている。

4 ビタミン・ミネラル・食物繊維

　ビタミン・ミネラル・食物繊維は重要な栄養素であるが、低栄養の患者はエネルギーやたんぱく質の確保を優先するべきである。特に食物繊維を多量に摂取すると満腹感を感じ、食事の摂取量が減少しやすいので注意が必要である。

5 その他

　咀嚼・嚥下力が低下している患者には、パサパサした食べ物にとろみをつけたり、硬い食品は細かく刻むなど、調理の工夫を指導する。

　とろみをつけると液体の流れが緩やかになり、誤嚥のリスク低減にもつながる。ただしとろみ剤の量が多過ぎると口の中や喉に張り付くので、スト

ローや吸い飲みで飲める程度に加減するよう指導する。

健康食品の利用

1 栄養補助食品（栄養強化食品）

十分な量の食事が食べられない患者には、栄養補助食品の活用を選択肢として示す。液状・ゼリー状などの形状、含まれる栄養素の内容などが異なるので、患者の状態や食事内容に応じて適当なものを提案する。

2 プロテインパウダー

たんぱく質を手軽に補給するために、市販のプロテインパウダーを活用する方法もある。水や牛乳、ジュースなどに混ぜて、食事の際に、食事と一緒に、あるいは間食として取り入れるとよい。

熱い液体にすぐにプロテインパウダーを加えるとダマになりやすいので、粗熱をとってから加えるようアドバイスする。

在宅の食事・栄養指導

寝たきりの患者の場合は、褥瘡の有無を確認することが大切である。褥瘡患者のほとんどが低栄養状態にあるとされ、褥瘡の治療の妨げになる。褥瘡がある患者については、定期的な栄養状態のアセスメントを実施する。

中心静脈栄養（TPN）が導入される場合には、管理する患者や家族に対し、十分に感染予防の指導をする。

また、ビタミンB_1欠乏により、ウェルニッケ脳症、脚気、重篤な乳酸アシドーシスなどが発症することがあるので、通常の食事を併用するかどうかにかかわらず、TPN用総合ビタミン剤を必ず併用するよう主治医に相談するべきである。

参考文献

1) Jensen GL,et al.: J Parenter Entetal Nutr.,33(6),710-716,2009.
2) Malnutrition Advisory Group: A Standing Committee of BAPEN : The 'MUST', Explanatory Booklet. A Guide to the 'Malnutrition Universal Screening Tool' ('MUST') for Adults. BAPEN., 2003.
3) Guigoz Y,et al.: Nutr. Rev.,54(1 Pt 2),S59-65,1996.
4) Paddon-Jones D, Rasmussen BB. : Dietary protein recommendations and the prevention of sarcopenia. Curr Opin Clin Nutr Metab. Care., 12, 86-90,2009.

| 栄養・食事指導 1 |

近所に住む75歳女性のAさんが日用品を買いに薬局を訪れ、会計の際に次のように話しました。

3カ月前に風邪を引き、体重が5kg減ってしまいました。自分で食事を作ることがおっくうで、簡単なおかゆやヨーグルトで済ませたのが原因かもしれません。これまで、40kgを切ったことはなかったのですが、39kg台になり、その後も体重が戻りません。先週から子どもたちの勧めで、1日3回、配食弁当サービスを利用しています。でも、全部は食べきれないこともあります。体力が落ちたように感じ、最近はあまり外出もしていません。

● 処方せん
　なし

● 栄養・食事アセスメントの結果
　昨日の食事
　　朝：配食弁当（焼き魚）500kcal
　　昼：配食弁当（中華）500kcal
　　間食：ミカン
　　夕：配食弁当（ハンバーグ）500kcal

・1日のエネルギー量：約1600kcal
・身長：155cm　・体重：39.5kg
・BMI：16.4kg/m² （低体重）

栄養・食事指導の例

配食弁当を1日3回食べているので、少しずつ体重が戻ってくると思います。弁当の1食分が多くて残してしまったときは、間食を1回から2回に増やすなどするとよいですね。

しっかりエネルギーを確保できる間食としてカステラ・かりんとう・ドライフルーツ・チョコレート・プリンなどがお勧めです。牛乳や野菜ジュースを一緒に飲むとカルシウムやビタミンの補給もできます。

弁当を「全部は食べられないな」と思ったら、野菜よりも肉・魚・卵などのたんぱく質を優先して食べてください。たんぱく質をたくさんとると筋肉を作るのに役立ち、体力を維持しやすいからです。

ただし、無理をすることはありません。食事を楽しむことが一番大切です。栄養の不足に不安を感じたら、栄養補助食品などを活用してもよいのです。様々な種類があるので、好みの味のものを選んでいくつか自宅に置いておくとよいですよ。

体力が少し戻ってきたら以前のように外出してみましょう。筋力を落とさないために適度に運動することも大切です。

疾患ごとの栄養・食事指導　**低栄養**

栄養・食事指導 2

58歳男性のBさんが自身の処方せんを持って薬局を訪れました。会計の際に母親のことについて次のように話しました。

> 83歳の母が近所に住んでいます。週1回くらいは様子を見に行っていますが、仕事が忙しく頻繁に行くことはできません。最近は食べることに関心があまりなく、料理もまったくしなくなりました。昨日夕方行ったとき冷蔵庫を見たら、母の好きなようかん以外、何も入っていませんでした。「今日は何を食べたの」と聞くと「コンビニのお弁当を1つ」と言っていました。だんだん痩せて小さくなっている感じがします。私がしてあげられることがあるでしょうか。

● 処方せん

なし
処方薬の名前は不明だが、血圧や骨粗鬆症の薬など4種類以上を服用している

● 栄養・食事アセスメントの結果
（Bさんからの聞き取り）

昨日の食事
・コンビニ弁当
　（1日に1食しか食べていない可能性がある）
・身長と体重不明、ADL自立

栄養・食事指導の例

　まずはお母様の食生活状況を確認する必要があります。低栄養の状態が続くと、筋肉が減って歩くことが難しくなったり、寝たきりになったりするリスクが高まります。1日1食しか食べていないようであれば、すぐに食事のサポートを開始しなければなりません。

　でも、「たくさん食べろ」と押しつけてはいけませんよ。食事への関心が薄くなった高齢者は、食べること自体がストレスになっている可能性があります。必要な栄養素をバランスよく配合した栄養補助食品を利用したり、流動食で基礎となる栄養を摂取することも可能です。一度、かかりつけの内科の先生に相談してみてください。

　お母様の居宅に行かれた際、ようかん以外にも、お好きな食べ物を冷蔵庫に入れておいてあげるとよいですね。できれば、魚・肉・卵・ダイズ製品・乳製品など、たんぱく質が豊富な食品が望ましいです。また、ときには居宅で一緒にお弁当を食べたり、外食をされるなどして、「食べることは楽しい」と、思い出させてあげてください。

　栄養の摂取量が安定してくれば、少しずつ体重が増えてくると思いますよ。

COLUMN

アセスメントでの基本的な確認項目

栄養・食事指導、栄養相談に力を入れている薬局では、定型のシートに相談者自身の情報を書き込んでもらい、アセスメントに活用していることが多い。予約の際に渡して、相談当日に記入して持ってきてもらっているようだ。基本的な確認項目を以下に示す。

患者の基本情報

氏名、病名、年齢、身長、体重、性別、既往歴、服用中の薬のほか、「医師からの指示」「健康食品などの摂取状況」も書いてもらう。

特に腎疾患の患者に対しては、医師から塩分、水分、カリウムなどの摂取制限が出ていることがある。健康食品を常用している相談者は、栄養素の摂取過多になるリスクがあることに注意が必要だ。

相談者の身長、体重などの情報からBMI、標準体重などが算出できる。

BMI＝体重（kg）÷（身長（m）×身長（m））
※標準体重はBMI＝22となる体重（kg）

食生活について

相談者の食事状況を記入してもらう。1日の食事の回数・時刻、間食の有無、1回の食事にどれくらいの時間をかけているか、調理を担当しているのは誰か、嗜好（脂っこいもの、甘い物、辛い物、しょっぱい物、濃い味）などの情報を得る。

1日の食事の内容を具体的に記録してきてもらって、摂取エネルギー、栄養素の過不足などを算出する。カメラ付き携帯電話などで、食事内容を撮影してきてもらってもよい。

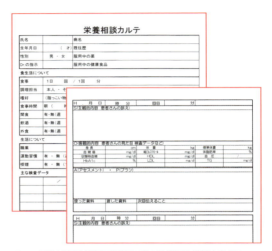

フォーラルが栄養相談で活用している「栄養相談カルテ」

飲酒習慣については、頻度と摂取量を書いてもらう。つまみに何を食べているかも重要な情報だ。

生活の様子

職業、運動習慣、喫煙習慣などについて記入してもらう。仕事内容がある程度わかると、ストレス状態などが把握しやすい。

主な検査数値

相談者が高齢である場合は特に、聞き取りに頼ると情報があいまいになりがちだ。健康診断などの検査数値を見せてもらったり記入してもらうことで、相談者の状態がより正確に把握できる。血糖値、空腹時血糖、HDL-C、LDL-C、TG、血圧、HbA1c、γ-GTPなどの検査値が確認できるとよい。

（日経メディカル開発・編集部）

レシピ

クオール、フォーラル、総合メディカルの管理栄養士が、疾患・症状に対応して作成したレシピです。患者さんへの食事提案にご活用ください。

- 減塩 …………………………………… 147
- カルシウム …………………………… 152
- 炭水化物・脂質コントロール ……… 158
- 低たんぱく質 ………………………… 166
- 風邪・食欲不振・エネルギー積極摂取 ……… 168
- 鉄欠乏性貧血 ………………………… 172

調理者の負担も考慮して栄養・食事療法の指導を

レシピ監修
城西大学薬学部 医療栄養学科　助教・管理栄養士　**加藤　勇太**

　食べ物は食べ物であり、薬ではない。食べたら病気が治る、「特効薬」のような食べ物はない。
　しかしもちろん、食事や栄養が病気に関係ないわけではなく、治療に大きく影響する。栄養が治療に役立つのは、主に2つの場合である。1つ目は、食事をしっかり摂ることで栄養状態を維持し、(薬物治療・外科治療などの)治療効果を最大限に発揮させることができる場合、2つ目は栄養・食事療法自体が疾病の治療に役立つ場合だ。
　1つ目については、たとえば患者が外科手術を受ける際、栄養状態がよければ合併症のリスクが低くなる、といったことである。2つ目は、たとえば糖尿病の患者では、食事が血糖値に大きく影響するので、食事の量や質(バランス)に注意すること自体が治療につながるということだ。

給食施設が使う手法「展開」を活用

　自宅で食事療法を実施する患者に対して、薬局の薬剤師や管理栄養士は、どのような点に気を付けて食事指導をすればよいのだろうか。患者と健常者が同居している場合、調理担当者は、作り分けを大きな負担に感じる場合が多い。
　複数の人向けに料理を作り分ける場合、病院などの給食施設ではどうしているかというと、「展開」という手法を用いている。簡単にいうと、通常の食事(常食)を基本献立として、一部だけ食材の種類や分量を代えたり調理法を代えたりして、患者にあった治療食に変化させているのである。この手法は、家庭での治療食作りにも応用できる。
　たとえば腎疾患の患者向けにたんぱく質の摂取量を少なくしなければならない場合、メニューは基本的に常食と同じで、肉や魚・卵・大豆製品などたんぱく質が多い主菜を常食の半分にし、代わりに主食を多くすればよい。嚥下困難者向けであれば、家族の食事を調理した後、常食をさらに加熱して柔らかくし、仕上げに水溶き片栗粉などでとろみをつけるといった具合である。
　患者家族は、患者の食事をまったく別に作らなければならないと考えてしまいがちだが、常食から治療食に展開していく方が、時間的にも経済的にもメリットが大きい。調理者の負担も考えて、継続可能な食事療法の実施方法を提案することが大切である。
　ただし、このような提案をするためには、常食をどのように変更すれば適切な治療食になるのかを、指導する側があらかじめしっかり理解しておく必要がある。
　また、主菜を少なくして主食を増やす、食材を柔らかく加工するといった「工夫」をした結果、マグネシウム、亜鉛、鉄、ビタミンA、ビタミンB_6、食物繊維、カリウムなどの栄養素の摂取が常食に比べて少なくなり、予想外の栄養素不足が起こるリスクもある。食事療法が長期にわたる場合には、主治医や病院の管理栄養士との連携を密にして、実施することが薦められる。

減塩

レモンのさわやかな酸味を塩の代わりに
スクランブルエッグとレタスのレモンサラダ

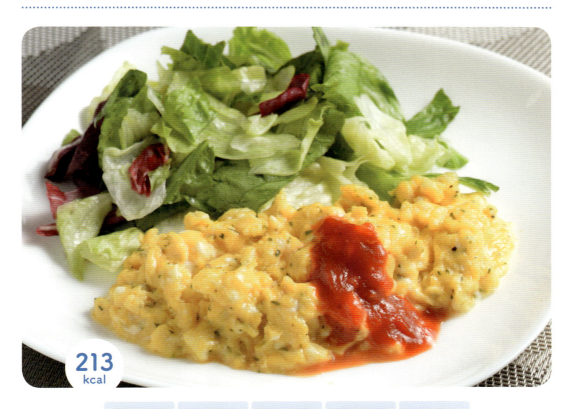

213 kcal

たんぱく質	脂質	炭水化物	食塩相当量	カリウム
12.7g	13.8g	8.6g	0.7g	428mg

●材料（2人分）
- 卵…180g（大3個）
- 牛乳…大さじ2
- コショウ…少々　・パセリ…1束
- サラダ油　・バター…各小さじ1
- A
  - トマトケチャップ…大さじ1
  - 水…大さじ1
- レモン…1/2個
- レタス…3枚（120g）

●作り方

＜スクランブルエッグ＞
① パセリの葉をちぎり、細かく刻む。
② ボウルに卵を割りほぐし①と牛乳、コショウを加えて混ぜる。
③ フライパンに油とバターを入れて中火にかけ、バターが溶けたら②を流し入れて火を弱める。大きくかき混ぜながら半熟になるまで焼き、皿に盛る。
④ ③のフライパンにAを入れ、煮立ったら卵にかける。

＜レタスのレモンサラダ＞
① レタスは1口大にちぎる。レモンは種を除いて搾っておく。
② ボウルに①とコショウを入れ、軽く混ぜ合わせる。

Point
卵には塩を加えず、焼くときのバターと、出来上がりにかけるトマトケチャップで味付け。卵に入れるパセリが味のアクセントになります。コショウやカレー粉、トウガラシなどの香辛料を利用してもよいでしょう。

レシピ作成：フォーラル

減塩

塩麹のうまみがくせになる
サケの塩麹漬け焼き

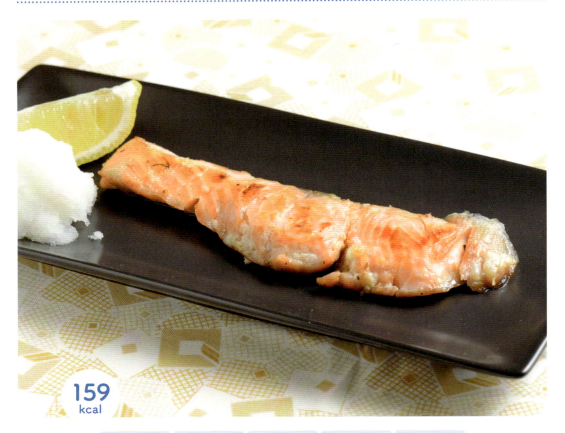

159 kcal

たんぱく質	脂質	炭水化物	食塩相当量	カリウム
23.0g	4.2g	6.2g	0.6g	606mg

●材料（2人分）
- 生ザケ…2切れ（200g）
- 塩麹（市販品 食塩濃度10％）
  …大さじ1・1/3（20g）
- おろしダイコン（軽く絞る）
  …100g
- A
  - 酢…小さじ1
  - しょうゆ…少々
  - 砂糖…小さじ1/2
- レモン…1/4個

●作り方
① サケは汁気をふき取り、塩麹をからめてポリ袋などに入れて冷蔵庫で2時間以上おく。
② 塩麹をぬぐい取り、魚焼きグリルに入れて弱めの中火で両面を2〜3分ずつ焼く（サラダ油小さじ1を熱したフライパンに入れて蓋をし、弱めの中火で焼いてもよい）。
③ 皿に②を盛り、Aを混ぜ合わせたものをおろしダイコンにかけ、添える。レモンは食べる直前に搾る。

> **Point**
> 塩ザケではなく、生ザケを使うことで減塩にしつつ、素材本来の味を楽しめます。しょうゆに甘酢を混ぜることで食塩の量を減らせ、味わいも深まります。

レシピ作成：フォーラル

減塩

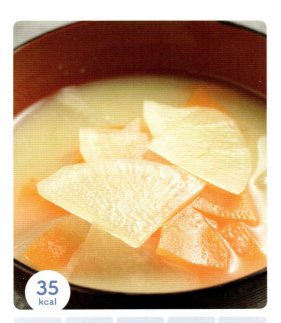

乳製品のコクを生かして減塩
ヨーグルト入りみそ汁

● 材料（2人分）
- ダイコン…120g　・ニンジン…50g
- だし…300ml　・みそ…大さじ1/2
- ヨーグルト…大さじ1/2

● 作り方
① ダイコン、ニンジンは薄いいちょう切りにする。
② 鍋にだし、①を入れ、火にかける。
③ 煮立って、野菜に火が通ったら一度火を止める。お玉にみそ、ヨーグルトを入れ、鍋に溶かす。
④ 溶かし切ったら、もう一度火にかけ、沸騰する直前で火を止める。

35 kcal

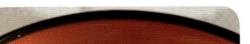

たんぱく質	脂質	炭水化物	食塩相当量	カリウム
1.9g	0.6g	5.8g	0.7g	268mg

Point
ヨーグルトとみそは同じ発酵食品で意外と相性が良い組み合わせです。みそ汁だけでなく、温野菜や豚しゃぶのソースとしても応用できます。

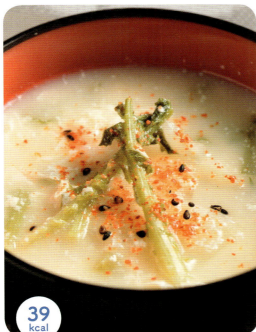

湯葉の食感が楽しい
ダイコンと湯葉のみそ汁

● 材料（2人分）
- ダイコン…100g　・ダイコンの葉…20g
- 湯葉（乾）…1/2枚　・だし…2カップ（400ml）
- A
  - 白みそ…小さじ1・1/2　淡色辛みそ…小さじ1
  - 七味トウガラシ…適量

● 作り方
① ダイコンはいちょう切り、葉は1cm幅に切る。
② 鍋にだしを入れて火にかけ、煮立ったら①を加えて弱火で約5分煮る。ダイコンが軟らかくなったら湯葉を一口大に割って加える。
③ Aを合わせて溶き入れ、ひと煮立ちしたらお椀に盛り、好みで七味トウガラシをふる。

39 kcal

たんぱく質	脂質	炭水化物	食塩相当量	カリウム
2.8g	0.9g	5.0g	0.9g	243mg

Point
赤みそより食塩含有量が少ない白（西京）みそを使っています。食塩ゼロの湯葉で「とろみ」をつけてあり、薄味でもしっかりとした味が感じられます。七味トウガラシが味にめりはりを利かせます。

レシピ作成：フォーラル

減塩

炊飯器で簡単に作れる
トマトピラフ

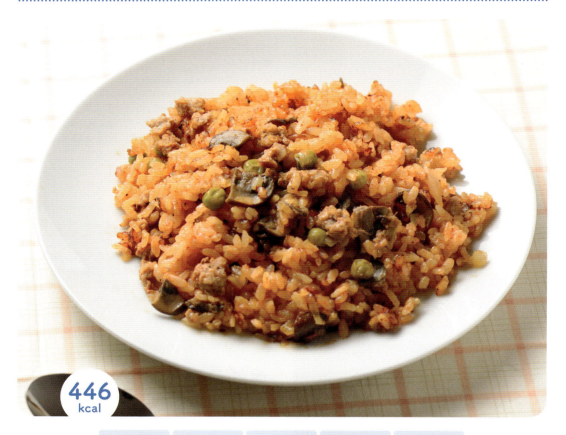

446 kcal

たんぱく質	脂質	炭水化物	食塩相当量	カリウム
12.7g	10.5g	72.6g	1.7g	577mg

●材料（1人分）
- ブタひき肉…30g
- タマネギ…1/5個（40g）
- マッシュルーム…大2個（20g）
- 冷凍グリーンピース…大さじ1（9g）
- 米…1/2カップ（80g）
- A
  - トマトジュース…1/2カップ（105g）
    ※食塩無添加のもの
  - 顆粒コンソメ…小さじ1/2（2g）
  - 有塩バター…大さじ1/2（6g）
  - コショウ…少々
  - 水…25ml

●作り方
① 米は炊く30分以上前にといでざるに上げ、水気を切る。
② ひき肉は軽くほぐしておく。
③ タマネギはみじん切り、マッシュルームは薄切りにする。
④ 冷凍グリーンピースは解凍しておく。
⑤ 炊飯器に①〜④とAを入れて普通のご飯と同じよう炊く。炊きあがったら軽くかき混ぜて盛り付ける。

> **Point**
> トマトジュースにはナトリウムの排泄を助けるカリウムが豊富に含まれており、このレシピ1人分で575mgを摂取できます。トマトジュースは必ず食塩無添加のものを使ってください。

レシピ作成：クオール

減 塩

ナトリウムの排泄効果も
レンコンのマスタードあえ

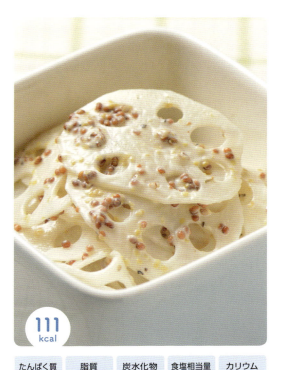

111 kcal

たんぱく質	脂質	炭水化物	食塩相当量	カリウム
2.1g	5.6g	13.8g	0.4g	371mg

●材料（1人分）
- レンコン…80g
- A
  - 粒マスタード…小さじ1（6g）
  - マヨネーズ…大さじ1/2（6g）
  - 黒コショウ…少々

<レンコンの下処理用>
- 酢…大さじ2程度（1リットルの水に対して）

●作り方
① レンコンは皮をむき、薄切りにする。
② 鍋に湯を沸かし、酢と①を入れて5分ほどゆでる。その間にAを合わせておく。
③ ゆであがったら、水気をしっかり切る。
④ ③とAをあえて出来上がり。

Point
レンコンにはナトリウムの排泄を促すカリウムが豊富です。ゆですぎないのが食感を残すコツ。

電子レンジで簡単調理
豆腐のおろしあんかけ

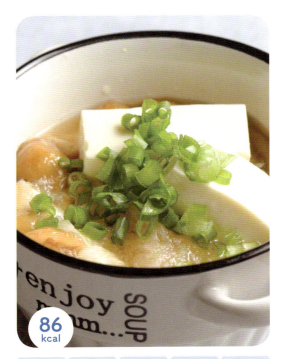

86 kcal

たんぱく質	脂質	炭水化物	食塩相当量	カリウム
6.4g	3.1g	8.1g	1.0g	368mg

●材料（1人分）
- 絹ごし豆腐…1/3丁（100g）　・ダイコン…30g
- ナメコ…20g　・アサツキ（万能ネギ）…5g
- A
  - だし…100ml
  - しょうゆ…小さじ1　みりん…小さじ1

●作り方
① ダイコンおろしを作る。※汁は捨てないこと。
② 耐熱容器に、ダイコンおろし（汁ごと）、ナメコ、Aを加えてよく混ぜる。
③ 別の耐熱容器に豆腐を4等分して盛り付け、②と一緒に電子レンジ（500W）で約3分加熱する。
④ 豆腐に②をかけ、万能ネギを散らす。

Point
ボリューム感のある豆腐を、薄味でもおいしく食べられるレシピです。ダイコンおろしの汁にはビタミン・ミネラルが豊富に含まれています。

レシピ作成：クオール

カルシウム豊富

キクラゲとがんもの食感が楽しい
がんもどきの中華あんかけ

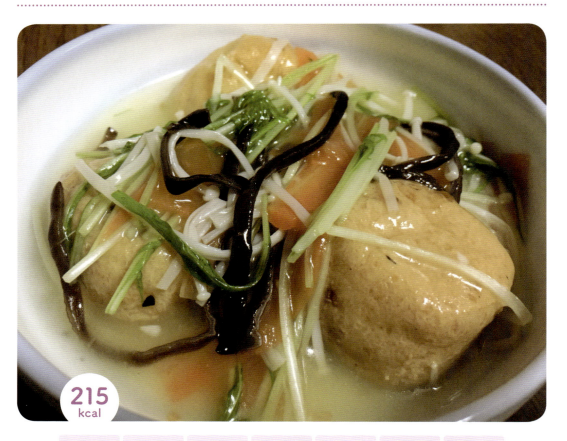

215 kcal

たんぱく質	脂質	炭水化物	食塩相当量	カルシウム	ビタミンD	ビタミンK
13.4g	14.9g	7.9g	1.1g	222mg	2.4μg	43μg

●材料（1人分）
- がんもどき…70g（中2個）
- ニンジン…20g
- エノキタケ…20g
- キクラゲ（乾）…0.5g
- ミズナ…10g
- A
  - 水…150ml
  - 鶏がら顆粒…小さじ1（4g）
  - おろしニンニク（チューブ）…小さじ1/3（2g）
  - おろしショウガ（チューブ）…小さじ1/3（2g）
- ゴマ油…小さじ1/2（2g）
- 塩・コショウ…適量
- 水溶き片栗粉…適量

●作り方
① がんもどきは熱湯で油抜きをする。大きいがんもどきは4等分に切る。
② キクラゲは水で戻して千切り、ニンジンは薄切りにする。エノキタケ、ミズナは食べやすい長さに切る。
③ 鍋にAの材料を入れ煮立たせる。
④ 煮立ったらがんもどき、ニンジン、エノキタケ、キクラゲを入れる。
⑤ 落としぶたをして、火が通るまで煮る。
⑥ 火が通ったところでミズナを入れ、火をとめる。
⑦ 水溶き片栗粉を入れてとろみをつけ、塩・コショウ、ゴマ油で味を調える。

Point
がんもどきにはカルシウム、鉄分が豊富に含まれています。キクラゲに多く含まれるビタミンDは、腸管でのカルシウムの吸収を高めます。ニンジンなどの緑黄色野菜にはビタミンKもたくさん含まれています。

レシピ作成：総合メディカル

カルシウム豊富

牛乳が苦手な人にも
牛乳炊き込みご飯

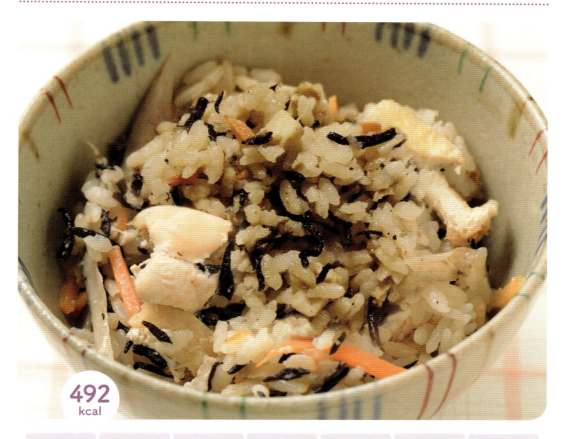

492 kcal

たんぱく質	脂質	炭水化物	食塩相当量	カルシウム	ビタミンD	ビタミンK
13.5g	8.1g	88.3g	1.6g	138mg	0.3μg	33μg

●材料（3人分）
- 干しシイタケ…2枚
- 乾燥芽ヒジキ…大さじ2
- 米…2合
- トリ肉…50g
- ニンジン…1/4本
- 油揚げ…1/2枚
- ゴボウ…1/3本
- 牛乳…200ml
- 水
- しょうゆ…小さじ3
- 酒…小さじ1.5
- 塩…1.5g

●作り方
① 干しシイタケ、乾燥芽ヒジキを水で戻す。
② 米は炊飯の30分前にとぎ、ざるに上げて水気を切っておく。
③ トリ肉は一口大、ニンジン、戻したシイタケは軸を取り細切りにする。油揚げは熱湯をかけ、油抜きをして細切りにする。ゴボウはささがきにし、水にさらしてあくを抜く。戻したヒジキは、ざるに上げて水気を切る。
④ 炊飯器の内釜に米、牛乳、干しシイタケの戻し汁を加え、2合の目盛りまで水を注ぐ。しょうゆ、酒、塩を入れてよく混ぜ合わせ、③をのせて普通の炊飯の要領で炊く。

Point
牛乳のコクが出るので、調味料が少なめでも味に満足感が得られます。旬の野菜や魚を使ったアレンジも楽しめます。

レシピ作成：フォーラル

> カルシウム豊富

牛乳の甘みが和食に生きる
カボチャのミルクそぼろ煮

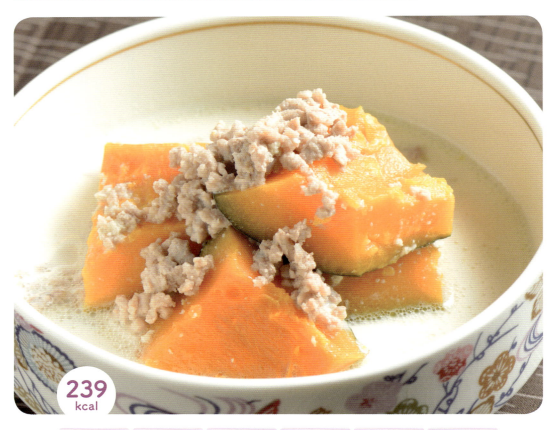

239 kcal

たんぱく質	脂質	炭水化物	食塩相当量	カルシウム	ビタミンK
11.0g	9.4g	27.2g	1.4g	131mg	29μg

● 材料（2人分）
- カボチャ…200g（1/8個）
- 牛乳…200ml
- めんつゆ（3倍濃縮）…大さじ1
- ブタひき肉…60g
- 塩…少々

● 作り方
① カボチャは種とわたを取り除いて5cm角に切り、面取りする。
② フライパンにひき肉を入れて箸で混ぜる。ひき肉がほぐれたら牛乳、めんつゆ、①を加え、落としぶたをして中火にかける。
③ 煮立ったら弱火にし、カボチャが軟らかくなるまで煮る。
④ 仕上げに塩を加え、味を調える。

> **Point**
> だしの代わりに牛乳を使うだけで、食塩の量を抑えてもコクのある味になります。牛乳で味の濃い調味料をのばすと、うまみを残したまま減塩ができます。牛乳で野菜をゆでたり、乾物を牛乳で戻しても甘味とコクが加わります。

レシピ作成：フォーラル

カルシウム豊富

ゴマ油の風味が食欲をそそる
コマツナと油揚げのチャーハン

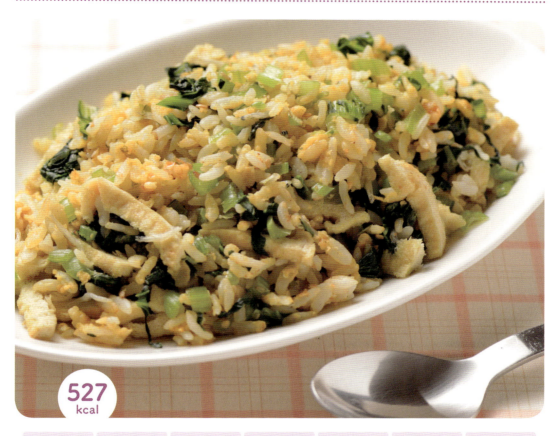

527 kcal

たんぱく質	脂質	炭水化物	食塩相当量	カルシウム	ビタミンK	鉄
20.8g	24.5g	53.1g	2.4g	360mg	239μg	5.8mg

●材料（1人分）
- コマツナ…2株（100g）
- 白ゴマ…小さじ1（3g）
- ゴマ油…小さじ1/2（2g）
- 油揚げ…1/2枚（30g）
- シラス干し…5g ・卵…1個
- ゴマ油…小さじ1（4g） ・塩…少々
- ご飯…130g ・コショウ…少々
- しょうゆ…小さじ1（6g）

●作り方
① コマツナはみじん切りにし、白ゴマと一緒にゴマ油で炒める。
② 油揚げは熱湯をかけて油抜きして細切りにし、シラス干しと一緒にから煎りした後、いったん取り出す。
③ フライパンにゴマ油を熱し、溶いた卵とご飯を入れてパラパラになるまで炒める。
④ ①と②を加えてさらに炒め、塩、コショウ、しょうゆで味を調える。

Point
カルシウムが豊富なコマツナとシラス干しをたっぷり使用した一品です。カルシウムだけでなく、鉄分もしっかり補給できるので、女性や成長期の子どもにもおすすめです。コマツナにはカルシウムとともに骨の形成に関わるビタミンKが豊富に含まれています。脂溶性のビタミンKは油で炒めることで吸収率がアップします。

レシピ作成：クオール

カルシウム豊富

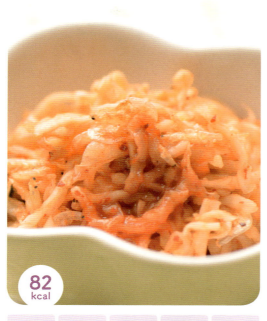

ピリ辛が食欲を増す
切り干しダイコンのキムチあえ

●材料（1人分）
- 切り干しダイコン…20g　・干しエビ…5g
- ハクサイキムチ…30g

●作り方
① 切り干しダイコンは水で戻し、水気を十分に切り、食べやすい長さに切っておく。
② ハクサイキムチは千切りにする。
③ 切り干しダイコンとキムチ、干しエビをあえる。

82 kcal

たんぱく質	脂質	炭水化物	食塩相当量	カルシウム
4.4g	0.3g	15.9g	1.0g	477mg

Point
材料も少なく、あえるだけでとても簡単に作れます。切り干しダイコンは食物繊維も豊富に含む食材です。お好みの辛さに合わせて、加えるキムチの量を調節してください。

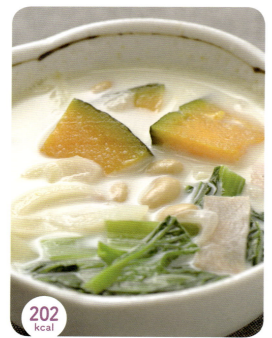

手軽に1品追加、おやつにも
カボチャとコマツナのミルクスープ

●材料（1人分）
- コマツナ…1株（50g）　・カボチャ…50g
- タマネギ…1/8個（30g）　・ハム…1枚（10g）
- ダイズ水煮缶…30g　・水…200ml
- 牛乳…100ml　・顆粒コンソメ…小さじ1強（3g）
- 塩・コショウ…少々

●作り方
① コマツナをさっとゆで冷水にとり3cmの長さに切る。
② カボチャは小さ目のくし切り、タマネギは薄切り、ハムは1cm幅に切る。ダイズは水洗いして水気を切る。
③ 鍋に水と顆粒コンソメと②の材料を入れて煮立て、カボチャがやわらかくなるまで煮る。
④ 牛乳を加え、煮立ちかけたらコマツナを加えてひと煮。
⑤ 塩・コショウで味を調える。

202 kcal

たんぱく質	脂質	炭水化物	食塩相当量	カルシウム
11.1g	7.7g	22.9g	2.1g	244mg

Point
カルシウムの豊富なコマツナ、ダイズ、牛乳を使った簡単メニュー。子どもにも喜ばれます。

レシピ作成：クオール

> カルシウム豊富

手軽でアレンジ自在、朝食やおやつに
カルシウムたっぷりパンケーキ

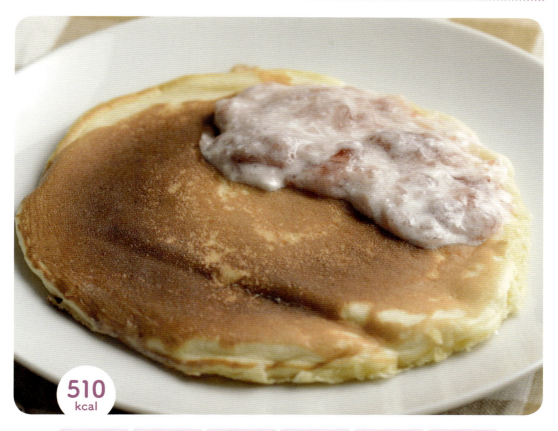

510 kcal

たんぱく質	脂質	炭水化物	食塩相当量	カルシウム	食物繊維
14.9g	11.5g	85.9g	1.3mg	236mg	2.0g

●材料（1人分）
- ホットケーキの素…100g
- 牛乳（低脂肪）…75ml
- 卵…1/2個（30g）
- ヨーグルト（無糖）…15g
- イチゴジャム…10g
- 油…小さじ1

●作り方
① ホットケーキの素に卵と牛乳を入れてよく混ぜる。
② フライパンを熱して油をひき温める。
③ 温まったら弱火にして、①を流し込む。
④ 表面にポツポツと空気が出てきたら裏返し、両面を焼く。
⑤ ヨーグルトとジャムを混ぜてソースを作る。
⑥ ④が焼き上がったら⑤のソースをかけて出来上がり。

Point
子どもや女性に人気の手作りパンケーキ。おいしく手軽にカルシウム補給ができます。ヨーグルトソースでさっぱりした味わいに仕上がります。使用するイチゴジャムをハチミツや他のフルーツジャムに代えてもおいしく食べられます。

レシピ作成：クオール

炭水化物・脂質コントロール

トマトジュースとカレー粉で作る
カボチャと鶏ひき肉のトマトカレー

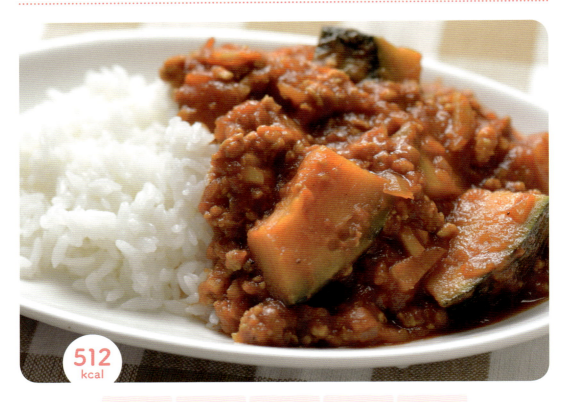

512 kcal

たんぱく質	脂質	炭水化物	食塩相当量	カルシウム
18.4g	8.6g	88.6g	2.4g	62.5mg

●材料（1人分）
- カボチャ…80g
- タマネギ…1/4個（50g）
- ニンニク…1片（3g）
- トリひき肉…50g
- サラダ油…3g
- カレー粉…3g
- トマトジュース…1缶（200ml）
- 固形コンソメ…2.5g（1/2個）
- コショウ…少々
- ご飯…150g

●作り方
① タマネギ、ニンニクはみじん切りにする。カボチャは1cmのくし切りにし、ラップをして電子レンジ（600W）で2分加熱する。
② 鍋に油をひいてニンニクを熱する。タマネギを炒めて透明になったら、ひき肉を加え、中火で色が変わるまで炒める。
③ カレー粉を加えて炒め、トマトジュース、コンソメ、コショウを加えて混ぜ、弱火で10分煮る。
④ カボチャを加えてさらに5分ほど煮て出来上がり。

Point
カレールウを使わず、エネルギーを大幅に減らしたカレーです。脂質の少ないトリひき肉を使うことで、さらにエネルギーを抑えています。より食感を楽しみたい場合は、タマネギを1cmくらいのサイコロ状にカットするのがおすすめです。

レシピ作成：クオール

炭水化物・脂質コントロール

脂質を抑えてがっつり食べたい人に

かんぴょうとシイタケの親子丼

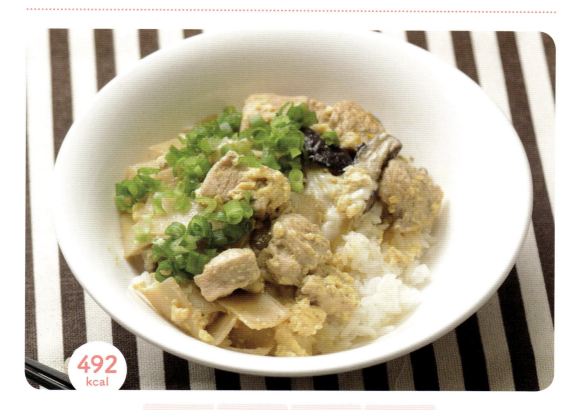

492 kcal

たんぱく質	脂質	炭水化物	食塩相当量
26.1g	14.8g	59.3g	2.1g

● 材料（1人分）
- かんぴょう…8g
- シイタケ…大1個（12g）
- トリムネ肉皮なし…70g
- A
  - しょうゆ
    …大さじ2/3（12g）
  - 砂糖…大さじ1/2（4.5g）
  - みりん…小さじ1（6g）
  - 水…大さじ2（30g）
- 卵…1個（60g）
- 万能ネギ…5g
- ご飯…120g

● 作り方
① かんぴょうをゆでて5cm程度の長さに切る。
② シイタケはスライス、トリ肉は一口大に切る。
③ 小鍋に①、②、Aを入れ、トリ肉に火が通るまで弱火で煮る。
④ 溶き卵を細く回し入れ、半熟程度で火をとめる。
⑤ ご飯に④を盛り付け、小口切りにした万能ネギを散らす。

Point

低脂質、高たんぱく質でボリュームのある料理を楽しみたい人におすすめのメニューです。かんぴょうが咀嚼回数を増やし、満腹中枢を刺激するので、通常の丼物よりご飯の量を抑えることができます。トリ肉に弱火でゆっくり火を入れるのが、やわらかく仕上げるコツです。

レシピ作成：クオール

炭水化物・脂質コントロール

ヘルシーなのにボリューム満点
ポークビーンズ

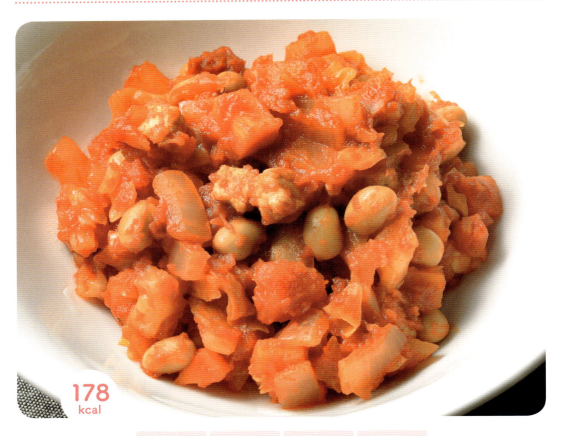

178 kcal

たんぱく質	脂質	炭水化物	食塩相当量
13.8g	3.8g	24.2g	3.0g

●材料（1人分）
- ブタモモ肉…30g
- 水煮ダイズ…30g
- タマネギ…1/4個（50g）
- ニンジン…1/8本（20g）
- キャベツ…1枚（30g）
- ホールトマト…1缶（200g）
- コンソメ…2g
- 黒コショウ…少々
- トマトケチャップ…15g
- ローリエ…1枚

●作り方
① ブタモモ肉、タマネギ、ニンジン、キャベツをダイズと同じくらいの大きさのさいの目切りにする。
② 鍋を火にかけて豚肉を炒める。肉の脂が出てきたら水煮ダイズ、タマネギ、ニンジン、キャベツを加えて炒める。
③ タマネギが透き通ってきたらホールトマト、コンソメ、トマトケチャップ、ローリエを加えて、弱火で15分ほど煮込む。
④ 黒コショウを加えて出来上がり。

Point
肉を軽くゆでてから使うと脂質がダウンするだけでなく、臭みも一緒に取り除けます。食物繊維たっぷりでボリュームあるメニュー。ダイエットだけでなく脂質の摂り過ぎに注意が必要な人にもおすすめです。

レシピ作成：クオール

炭水化物・脂質コントロール

エネルギーを半分に
ノンフライ鶏のから揚げ

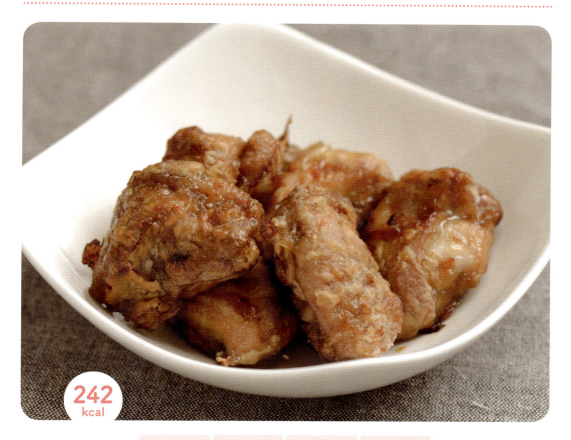

242 kcal

たんぱく質	脂質	炭水化物	食塩相当量
29.7g	5.9g	11.2g	3.0g

●材料（1人分）
- トリモモ肉（皮なし）…150g
- A
  - 酒…大さじ1
  - しょうゆ…大さじ1
  - すりおろしショウガ…小さじ1
- 片栗粉…10g

●作り方
① トリ肉は全体をフォークで突き刺して味をしみ込みやすくした後、一口大に切り、Aを合わせた調味料に約30分漬けておく。
② ①に片栗粉をまぶす。加熱する直前にまぶした方が水分が出にくい。
③ オーブンシートを敷いた天板に並べ、200℃に余熱したオーブンで15分焼き、裏返してさらに5分焼いて出来上がり。

Point
揚げ物は食べたいけれど、エネルギーが気になる人におすすめのメニューです。皮付きのトリ肉でから揚げを作った場合と比べて、約50%エネルギーをカットできます。

レシピ作成：クオール

炭水化物・脂質コントロール

下ゆでいらずでお手軽に
シラタキDEナポリタン

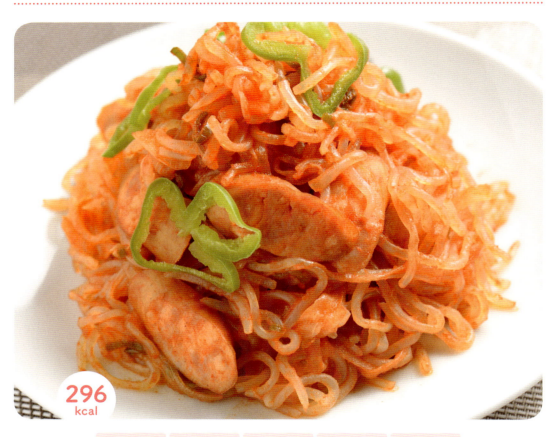

296 kcal

たんぱく質	脂質	炭水化物	食塩相当量	カルシウム
9.4g	14.4g	36.3g	3.2g	189mg

●材料（2人分）
- タマネギ…1個
- ピーマン…2個
- ウインナー…5本
- シラタキ…2袋
- トマトケチャップ
　…大さじ8〜10
- 塩・コショウ…適量

●作り方
① タマネギ・ピーマンは薄く、ウインナーは食べやすい大きさに切る。
② シラタキはザルにあけて軽く洗い、水気を切っておく。
③ フライパンでウインナーとタマネギを炒める。
④ タマネギがしんなりしてきたらピーマンも入れる。
⑤ 食べやすい大きさに切ったシラタキとトマトケチャップを加えて、シラタキの水分がある程度なくなるまで炒める。
⑥ 塩・コショウで味を調えて出来上がり。

Point
スパゲティ・ナポリタンの麺をシラタキに代えることで、エネルギー量が約半分に抑えられます。シラタキの水分がなくまるまで炒めると、味がなじみやすくなります。カルシウム補給にも適したレシピです。

レシピ作成：フォーラル

炭水化物・脂質コントロール

低エネルギーでカルシウム豊富
ハクサイのミルク煮

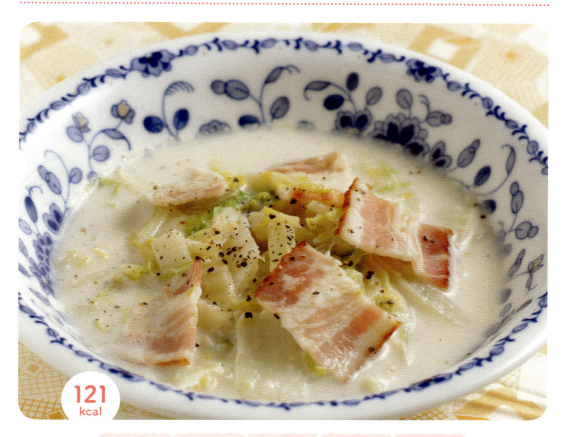

121 kcal

たんぱく質	脂質	炭水化物	食塩相当量	カルシウム
4.8g	8.7g	6.5g	1.3g	100mg

●材料（2人分）
- ハクサイ…葉2～3枚（210g）
- ベーコン薄切り…35g
- 牛乳…100ml
- 固形コンソメ…1個
- コショウ…少々

●作り方
① ハクサイを3×5cmほどの大きさに切る。
② ベーコンを2cm幅に切る。
③ 鍋に①、②と牛乳を入れ、ふたをして弱火～中火で約5分煮る。
　※焦げ付かないように時々混ぜる。
④ ハクサイから水分が出てきたら、コンソメを入れて、ふたをして弱火で約10分煮る。
⑤ ハクサイが軟かくなったら、皿に盛り付け、コショウをかけて出来上がり。

Point
ニンジンやタマネギなど、好みの野菜を加えてもおいしく食べられます。火の通りにくい野菜は、下ゆでをしたり電子レンジで温めると火が通りやすくなります。コンソメを半分にしてカレー粉を大さじ1加えると、食塩量を減らすことができます。カルシウム不足解消にもおすすめです。

レシピ作成：フォーラル

[炭水化物・脂質コントロール]

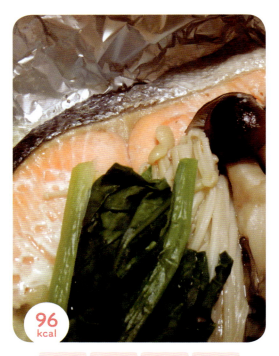

96 kcal

たんぱく質	脂質	炭水化物	食塩相当量
14.5g	2.6g	2.8g	0.8g

素材を生かした簡単レシピ

サケとキノコのホイル蒸し

● 材料（1人分）
- サケ（切り身）…60g　・塩…0.2g
- 酒…小さじ1（5g）
- エノキタケ…10g　・シメジ…10g
- コマツナ…20g　・ポン酢…小さじ1（6g）

● 作り方
① サケに塩、酒をふる。
② エノキタケ、シメジはほぐす。コマツナは食べやすい大きさに切る。
③ ①と②をホイルに包み、熱したフライパンに入れ、ふたをして弱火で15～20分蒸し焼きにする。※フライパンに少量の水（1cmくらい）を入れると焦げ付き防止になる。
④ ポン酢をかける。

Point
1人分100kcal以下の低エネルギーレシピ。体重を減らしたい人におすすめです。サケに含まれるEPAは血栓予防に役立つともいわれます。

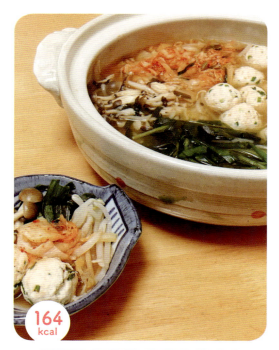

164 kcal

たんぱく質	脂質	炭水化物	食塩相当量
17.2g	5.8g	11.8g	1.8g

鶏ひき肉のヘルシーキムチ鍋

鶏だんごキムチ鍋

● 材料（1人分）
- A
  - ひき肉…60g　万能ネギ…20g　塩・コショウ…少々
  - おろしショウガ（チューブ）…小さじ1/3（2g）
- ハクサイキムチ…25g　・ブナシメジ…10g
- ニラ…50g　・モヤシ…100g　・水…250ml
- みそ…小さじ1・2/3（10g）

● 作り方
① 万能ネギは小口切り、ニラは食べやすい長さに切る。シメジは石づきをとる。
② ボウルにAを入れ、粘り気がでるまでよく混ぜる。
③ 鍋に水を入れ沸騰させる。
④ 煮立ったら②を食べやすい大きさに丸めてゆでる。浮き上がってきたら別の器にとる。
⑤ ③にみそを加え、再び煮立ったらキムチ、シメジ、ニラ、モヤシ、④を入れる。火が通ったら出来上がり。

Point
脂質の少ないトリひき肉を使った低エネルギー鍋料理。食物繊維が多く満腹感が得られやすいです。

レシピ作成：総合メディカル

炭水化物・
脂質コントロール

100kcal以下のデザート
豆腐花風ゼリー

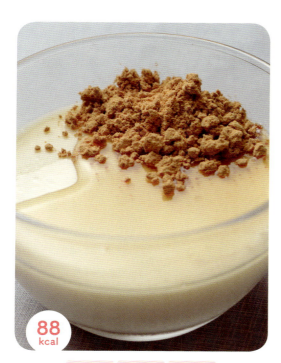

88 kcal

たんぱく質	脂質	炭水化物
7.5g	2.8g	8.6g

●材料（1人分）
- 調製豆乳…100ml　・粉ゼラチン…3g
- 水…15ml　・黒糖…5g　・きな粉…3g

●作り方
① 粉ゼラチンは水でふやかしておく。
② 鍋に豆乳を入れ、人肌くらいまで温める（沸騰させない）。ふやかしたゼラチンを加え、完全に溶かす。
③ 容器に入れ、粗熱をとってから冷蔵庫に入れて冷やし固める。
④ ゼリーが固まったら黒糖ときな粉をかけてできあがり。

Point
1食当たり100kcalに抑えることができるヘルシーデザートです。ゼリーを作り置きしておき、ソースや付け合わせをアレンジしてお召し上がりください。

食物繊維も豊富
もちもち♪
おから饅頭

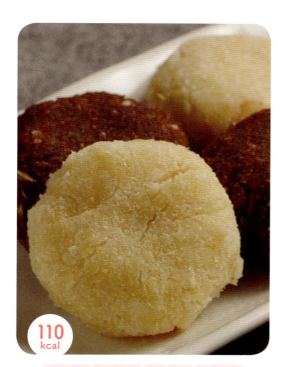

110 kcal

たんぱく質	脂質	炭水化物	食塩相当量
3.3g	1.7g	20.6g	0.1g

●材料（1人分、2個）
- おから…35g　・低脂肪牛乳…25g　・片栗粉…9g
- メープルシロップ…10g　・純ココア…1g

●作り方
① 純ココア以外の材料をよく混ぜ合わせる。
② 生地を2等分にして、その一方を押しつぶして平たくする。
③ 残りの生地に純ココアを混ぜ、②と同じように丸めて平たくする。
④ 皿に並べ、軽くラップをして500Wの電子レンジで2分～2分30秒加熱してできあがり（ワット数に応じて加熱時間を調整）。

Point
和菓子を控えている人におすすめの簡単メニューです。「おから粉」を使うと材料がまとまらないので、生のおからを使用してください。また、おからは食べ過ぎるとお腹が張ることがあるので注意。

レシピ作成：クオール

低たんぱく質

低たんぱく質でもエネルギーはしっかり
こんにゃくの豚ロール串カツ

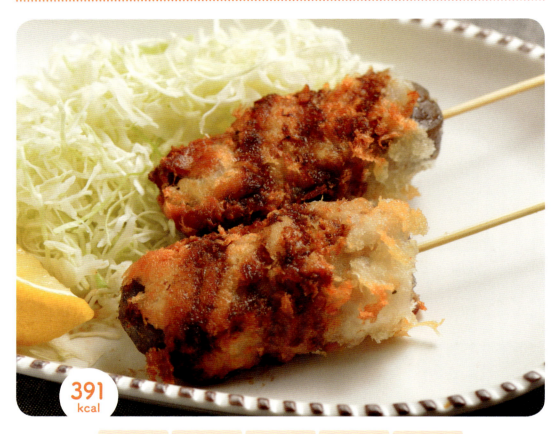

391 kcal

たんぱく質	脂質	炭水化物	食塩相当量	カリウム
10.8g	31.0g	15.0g	0.7g	258mg

● 材料（2人分）
- ブタバラ薄切り肉 …4枚（約120g）
- コンニャク…半分（約120g）
- キャベツ…1枚
- 水溶き小麦粉 …小麦粉大さじ1、水大さじ1
- パン粉…20g
- 揚げ油…適量
- 好みでソースやレモン汁 …各大さじ1

● 作り方
① コンニャクを水で洗い棒状に4等分する。キッチンペーパーで水気をよくとる（あく抜きが必要な場合は2〜3分ゆでる）。
② 付け合わせのキャベツを千切りにして、水をはったボウルにつけておく。
③ ブタバラ肉1枚を広げ、こんにゃくをのせて巻く。
④ 竹串を刺して、水溶き小麦粉、パン粉の順に衣をつける。
⑤ フライパンに揚げ油を入れて熱し、からりと揚げる。
⑥ こんがり色づいたら取り出して皿に盛り、千切りキャベツを添える。

Point
たんぱく質をほとんど含まない、コンニャクを使った低たんぱく質で高エネルギーの揚げ物レシピです。野菜やイモ類はカリウムが多いので、カリウムの制限がある人は、細かく刻んで水にさらしたり、ゆでこぼしたりした後、水気をよく切ってください。

レシピ作成：フォーラル

低たんぱく質

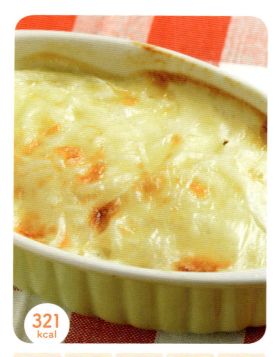

321 kcal

たんぱく質	脂質	炭水化物	食塩相当量	カリウム
9.9g	20.5g	24.4g	1.6g	472mg

ジャガイモとシラタキで作る
ポテトグラタン

● 材料（2人分）
- ジャガイモ…1個（100g）
- タマネギ…1/2個（100g）
- シラタキ…120g ・油…大さじ1
- バター…大さじ1 ・小麦粉…大さじ1
- 牛乳…260ml ・固形コンソメ…1個
- プロセスチーズ…2枚

● 作り方
① ジャガイモ、タマネギは薄切りにして水にさらす。シラタキはザルにあけて軽く洗い、細かく刻む。
② 油を熱したフライパンにジャガイモを入れ、焼き目が付いたら取り出す。
③ フライパンにバターを熱し、小麦粉を炒め、牛乳、コンソメを入れる。①、②を入れて混ぜ合わせる。
④ 混ざったら火を止め、グラタン皿に入れる。チーズをのせ、トースターで焼き色がつくまで焼く。

Point
マカロニの代わりにジャガイモ、シラタキを用いることで、たんぱく質の量を少なくできます。

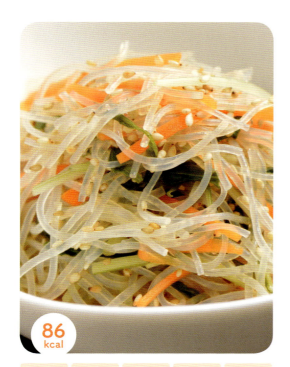

86 kcal

たんぱく質	脂質	炭水化物	食塩相当量	カリウム
1.6g	1.4g	17.1g	1.1g	144mg

ゴマの風味が決め手
春雨のゴマ酢あえ

● 材料（2人分）
- 乾燥春雨…30g ・ニンジン…1/3本（30g）
- ミズナ…30g
- 白ゴマ…5g
- A
  - 砂糖…小さじ1/2　しょうゆ…大さじ1/2
  - 酢…小さじ2　和風顆粒だし…小さじ1/2

● 作り方
① 春雨はゆで、水気をよく切って食べやすい長さに切る。
② ニンジンは千切りにする。ミズナは3cmの長さに切り一緒にゆでる。
③ ①と②を合わせて調味料A、白ゴマを加えてあえる。

Point
春雨はほとんどたんぱく質を含まないので、たんぱく質の摂取制限がある方におすすめの食品です。調味料としてカラシやゴマ油などを使い、しょうゆ、だしを減らすと、さらに減塩になります。

レシピ作成：フォーラル

風邪・食欲不振・
エネルギー積極摂取

栄養価が高くて食べやすい
卵と豆腐のお手軽スープ

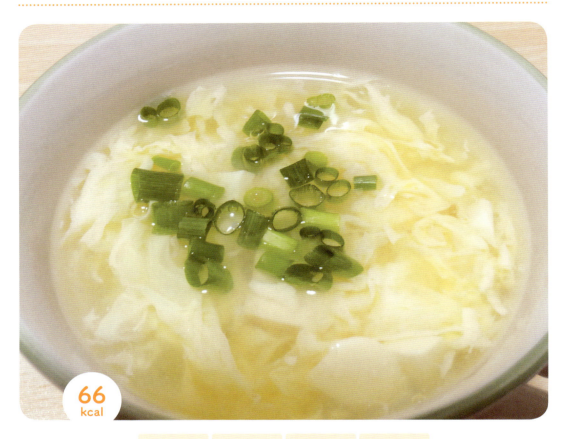

66 kcal

たんぱく質	脂質	炭水化物	食塩相当量
5.1g	3.5g	3.1g	1.0g

●材料（1人分）
- 絹ごし豆腐…30g
- 溶き卵…25g
- ショウガ（チューブ）…1g
- ネギ（小口切り）…小さじ1・1/2（3g）
- A
  - 顆粒だし…1g
  - 薄口しょうゆ…小さじ1/2（3g）
  - 水…120ml
- 水溶き片栗粉…適量

●作り方
① 絹ごし豆腐は食べやすい大きさに切る。
② 鍋にAと豆腐を入れ、火にかける。
③ ②が沸騰してきたら水溶き片栗粉を加えとろみをつける。
④ 全体を軽く混ぜながら溶き卵を少しずつ加える。
⑤ 火をとめてショウガを加え、うつわによそい、ネギを散らす。

Point
風邪、食欲不振時などにおすすめのレシピです。栄養価が高く消化のよい卵を使い、のどごしをよくするためにとろみをつけています。ショウガの風味が食欲を増す一品です。

レシピ作成：総合メディカル

風邪・食欲不振・
エネルギー積極摂取

食欲がないときも、つるんと栄養補給
茶わん蒸しのおうどん

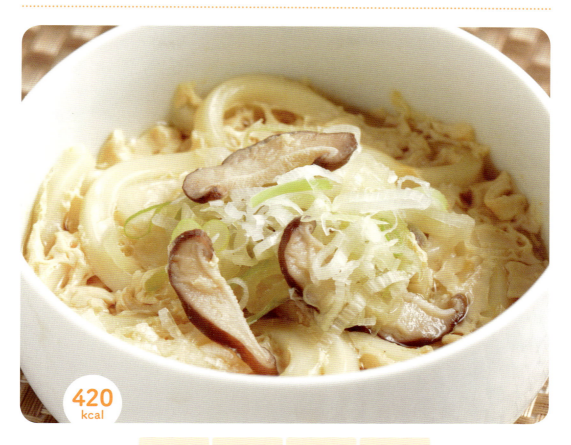

420 kcal

たんぱく質	脂質	炭水化物	食塩相当量
17.5g	7.9g	66.4g	3.8g

●材料（3人分）
- うどん…1玉
- 卵…1個
- シイタケ…10g
- 長ネギ…40g
- A
  - だし…1カップ
  - しょうゆ…大さじ1
  - みりん…小さじ2

●作り方
① 耐熱の丼などに卵を割り入れ、Aを加えてよくかき混ぜる。
② ①にゆでたうどんを加え、シイタケと長ネギをのせ、丼にふんわりラップをかける。
③ ひとまわり大きい耐熱容器に50ml程度のお湯を入れ、ラップをかけた丼を容器ごと入れる。
④ ③を500Wの電子レンジで6分加熱し完成（700Wで約4分。ワット数に応じて調整）。

Point
だしの代わりにめんつゆを使ってもOKです。かまぼこやミツバをのせると彩り、香りがプラスできます。

レシピ作成：フォーラル

風邪・食欲不振・エネルギー積極摂取

パサパサした食べ物だとむせてしまう方に

パンがゆ

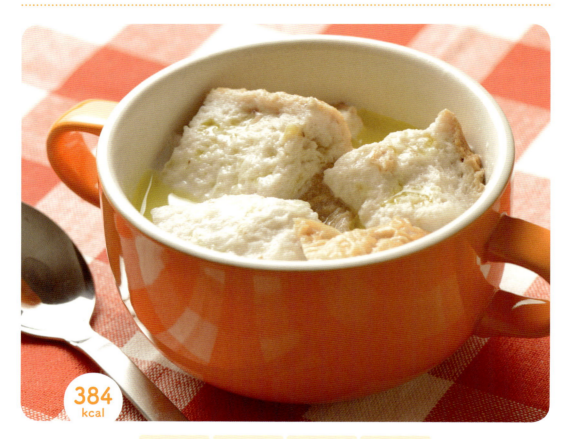

384 kcal

たんぱく質	脂質	炭水化物	食塩相当量
12.5g	14.5g	50.6g	1.0g

● 材料（1人分）
- 食パン（6枚切り）…1枚（60g）
- 牛乳…200ml
- イチゴジャム…大さじ1（20g）
- オリーブオイル…小さじ1（4g）

● 作り方
① 食パンを一口大にカットする。
② 鍋に牛乳を沸騰しない程度に温め、ジャムを加える。
③ 食パンを入れて、牛乳をよくなじませ、器に盛り付ける。
④ オリーブオイルを回しかけ、出来上がり。

Point

パサパサしたものや液体でむせやすい高齢の方や、もともとパン食で、米飯やおかゆでは食が進まない人におすすめのレシピです。パンを少し大きめにすると、食感がより楽しめます。ジャムの種類を変えたり、季節の果物を添えるなどしてアレンジしてみてください。

レシピ作成：クオール

> 風邪・食欲不振・
> エネルギー積極摂取

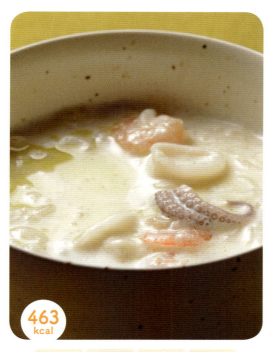

463 kcal

たんぱく質	脂質	炭水化物	食塩相当量
22.0g	17.8g	50.8g	2.9g

エネルギーしっかりで食べやすい
チーズリゾット風おかゆ

● **材料（1人分）**
- おかゆ…250g　※ご飯の場合は100g
- 牛乳…200ml　・シーフードミックス…50g
- とろけるチーズ…20g
- オリーブオイル…小さじ1（4g）
- コンソメ…2.5g　・塩・コショウ…少々

● **作り方**
① シーフードミックスを解凍し、沸騰しない程度に温めた牛乳にコンソメとともに加える。
② おかゆ（またはご飯）を①に加える。
③ チーズを加えて、塩・コショウで味を調える。
④ オリーブオイルを回しかけて出来上がり。
　※チーズは最後にのせても良い。

> **Point**
> 食欲がなく、肉や魚は食べられない人にも食べやすいおかゆのレシピです。シーフードミックスの代わりにひき肉を使ってもOKです。

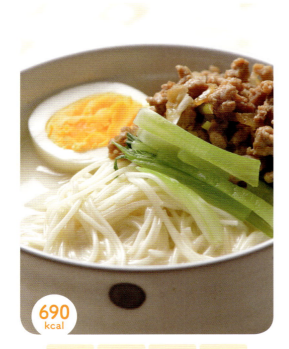

690 kcal

たんぱく質	脂質	炭水化物	食塩相当量
31.0g	19.6g	88.2g	2.4g

麺なら食べられるという人に
担々麺風豆乳そうめん

● **材料（1人分）**
- そうめん（乾麺）…100g　・調整豆乳…200ml
- めんつゆ（2倍濃縮）…大さじ1強
- ブタひき肉…50g　・ネギ…20g　・みそ…8g
- 甜麺醤…3g　・豆板醤…1g　・酒…大さじ1（15g）
- チンゲンサイ…20g
- ゆで卵…1/2個（30g）　・ラー油（好みで）

● **作り方**
① ネギをみじん切りにし、ひき肉と炒め、調味料を加える。
② ゆで卵を作る。チンゲンサイはゆでておく。
③ 豆乳とめんつゆを合わせて、温めておく。
④ そうめんをゆでたら、うつわに盛り付ける。③のスープを注ぎ、①の肉みそと②の付け合わせを添える。
⑤ お好みでラー油をかけて出来上がり。

> **Point**
> 麺料理で不足しやすいたんぱく質と脂質をしっかり補給できるレシピです。スープは温めても冷やしてもおいしく食べられます。乾麺を2つに割ってからゆでると、麺がすすりやすくなります。

レシピ作成：クオール

鉄欠乏性貧血

イタリアンで美味しく鉄分を補給
アサリの豆乳パスタ

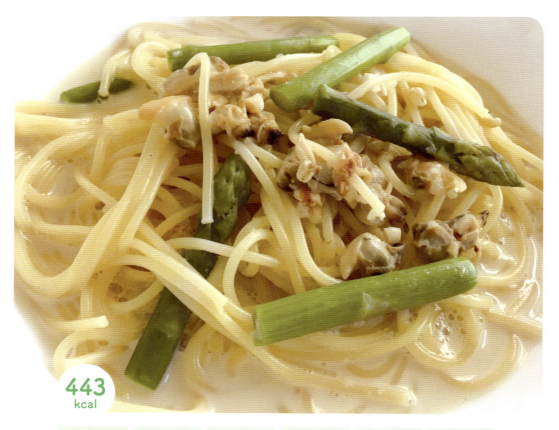

443 kcal

たんぱく質	脂質	炭水化物	食塩相当量	カルシウム	鉄
20g	8.2g	69.3g	1.7g	114mg	7.8mg

●材料（1人分）
- パスタ（乾）…80g
- アサリ（水煮）…15個（15g）
- アスパラガス…2本（40g）
- 調整豆乳
　…3/4カップ（150ml）
- A
  - コンソメ…1g
  - 塩・コショウ…適量
  - みそ…小さじ1/2（3g）
  - 粉チーズ…小さじ1（2g）

●作り方
① パスタ、アスパラガスをゆでる。
② 鍋に水煮缶詰のアサリと水煮の汁を入れて煮立たせる。
③ ②に調整豆乳を入れ、Aを加えて沸騰寸前で火を止める。
④ ①を加えて混ぜ合わせる。

Point
鉄欠乏性貧血の人におすすめのレシピです。アサリは鉄分を豊富に含みます。アスパラガスをコマツナやホウレンソウに代えると、より多くの鉄分をとることができます。

レシピ作成：総合メディカル

索引

あ
- 青魚 ……… 64, 68, 70, 72, 74, 103, 123
- アミノ酸スコア ……… 90
- アミノレバンEN配合散 ……… 115
- REE ……… 101〜103
- アルコール性肝炎 ……… 114
- α-グルコシダーゼ阻害薬 ……… 77
- アンジオテンシンⅡ受容体拮抗薬 ……… 45
- アンジオテンシン変換酵素阻害薬 ……… 45
- アンセリン ……… 97
- 一汁三菜 ……… 116
- EPA ……… 12, 41, 73, 74, 164
- INTERMAP ……… 47
- A群β溶血性連鎖球菌 ……… 126
- SSRI ……… 138
- NPC/N比 ……… 90
- オステオカルシン ……… 53

か
- 潰瘍性大腸炎 ……… 120〜125
- 外来栄養食事指導 ……… 21
- かかりつけ薬剤師 ……… 9, 13, 22, 26, 29〜31, 37
- カリウム ……… 41, 44〜48, 50, 71, 75, 86〜91, 97, 101, 104, 115, 128, 146, 147〜151, 166, 167
- カルシウム ……… 10, 41, 52〜59, 64, 86, 87, 123, 132, 142, 152〜157, 158, 162, 163, 172
- カルシウム自己チェック表 ……… 54, 55
- γ-GTP ……… 114, 118, 144
- 機能性表示食品 ……… 12
- 居宅療養管理指導 ……… 21, 24, 25, 33, 37
- グレープフルーツジュース ……… 45, 69, 74, 95, 127
- クローン病 ……… 120〜125
- 経腸栄養 ……… 35, 105, 120, 130, 139
- 健康サポート薬局 ……… 14, 15, 22, 25, 38, 42

- 甲状腺機能亢進症 ……… 52
- コーヒー ……… 57, 59, 62, 66, 91, 93, 94, 101, 112, 123, 124, 127
- コルヒチン ……… 95
- コレステロール ……… 8, 41, 46, 63, 66, 68〜74, 95

さ
- サイアザイド系利尿薬 ……… 45
- 在宅患者訪問栄養食事指導 ……… 21, 24
- サルコペニア ……… 10, 11, 61, 138, 140
- サルコペニア肥満 ……… 61, 138
- サブスタンスP ……… 134
- サポニン ……… 97
- CCP-ACP ……… 130
- GFR ……… 86〜90
- シックデイ ……… 77, 83, 127
- 脂溶性ビタミン ……… 69, 122, 123
- 食事記録法 ……… 42
- 食事写真 ……… 38, 40〜42
- 食事相談連携プログラム ……… 29〜31
- 診療報酬 ……… 15
- スタチン系薬 ……… 69
- スマイルケア食 ……… 136
- 生活習慣病 ……… 8, 13, 15, 16, 20, 22, 33, 69, 100
- セイヨウオトギリソウ ……… 101.114
- 世界保健機関（WHO） ……… 44, 108
- セチリスタット ……… 61
- 摂食可能量 ……… 131
- セフェム系薬 ……… 127
- 咀嚼 ……… 12, 22, 23, 64, 107, 134, 138〜140, 159

た
- 代謝性アシドーシス ……… 87
- 大豆イソフラボン ……… 57
- DASH食 ……… 46
- 地域包括ケアシステム ……… 20〜23, 25, 33, 37

中心静脈栄養	120, 121, 141
中性脂肪	45, 68, 70, 72～75, 95, 114, 118
調剤報酬	9
超低エネルギー食（VLCD）	64
低血糖	36, 37, 76, 77, 80, 82
DAA	114
DHA	12, 41, 73, 74
テオフィリン	100, 101
展開	146
糖尿病者用IDカード	77
糖尿病性腎症	38～41, 86
登録販売者制度	15
特定保健指導	17, 19, 32, 33,
特定保健用食品（トクホ）	12, 23, 49, 51, 57, 59, 65, 73, 75, 80, 112, 128
特別用途食品	23
トランス脂肪酸	68, 70～72, 79
とろみ	35, 107, 134, 136, 137, 140, 146, 149, 152, 168

な
NASH	114～116, 118
ナトリウム	41, 44～48, 53, 56, 57, 86～88, 121, 123, 128, 150, 151
難消化性デキストリン	80, 124
24時間食事思い出し法	42
乳塩基性たんぱく質（MBP）	57
ニューキノロン	10
尿酸生成抑制薬	95
尿酸排泄促進薬	95
濃厚流動食	24, 139,

は
パーキンソン病	134, 135
％IBW	101, 102, 105～107
ビタミンA	8, 12, 69, 128, 146
ビタミンB_1	8, 12, 123, 141
ビタミンB_{12}	12, 108～112, 123
ビタミンC	8, 56, 73, 75, 108, 109, 111, 128
ビタミンD	52, 53, 55～57, 87, 123, 152, 153
ビタミンK	10, 53, 55, 57, 58, 123, 152, 153, 154, 155
ビブリオ・バルニフィカス	117
百日咳菌	126
ファストフード	78, 84, 129
ファミリーレストラン	58, 85
フィッシャー比	117
不飽和脂肪酸	41, 68～71, 79, 118
プリン体	94～99
フレイル	8, 10, 11, 19, 80, 138
分割食	114, 117
分岐鎖アミノ酸（BCAA）	104, 115, 117, 140
βカロテン	73, 75
HbA1c	79, 144
ベンズブロマロン	95
ポテトチップス	48, 64, 67, 85

ま
マクロライド系薬	127
マジンドール	61
メタボリックシンドローム	61, 62, 66

や
薬局管理栄養士研究会	18
ユニバーサルデザインフード	136
葉酸	12, 41, 56, 108～112, 123,

ら
リン	41, 53, 55, 56, 59, 86, 87, 89, 104
LES食	117
ロコモティブシンドローム	10, 11, 138, 140

わ
ワルファリン	10, 55, 69

薬剤師・管理栄養士のための
今日からはじめる薬局栄養指導

2017年8月7日　　第1版第1刷発行
2017年9月25日　　第1版第2刷発行
2017年11月20日　第1版第3刷発行
2018年8月1日　　第1版第4刷発行

著　者	杉林　堅次ほか
編　集	日経メディカル開発
発行者	髙尾　肇
発　行	日経メディカル開発
発　売	日経BPマーケティング
	〒105-8308　東京都港区虎ノ門4-3-12
	http://ec.nikkeibp.co.jp

装丁・制作　　LaNTA
印刷・製本　　株式会社加藤文明社印刷所

©日経メディカル開発　2017
ISBN　978-4-931400-82-5

●本書の無断複写・複製（コピー等）は著作権法上の例外を除き、禁じられています。購入者以外の第三者による電子データ化及び電子書籍化は、私的使用を含め一切認められておりません。